人工知能を活用した脳MRI画像解析の理論と実践

Theory and Practice of Brain MRI Analysis with AI

滋賀医科大学准教授
椎野顯彦
Akihiko Shiino

企画主旨

　当社、株式会社 ERISA（エリサ）は、地方シンクタンクである株式会社エブリプランの子会社で、データ解析事業を行う会社として 2017 年 4 月に島根県松江市で設立された。

　2017 年島根県からの助成金を活用し、地元の国立大学法人 島根大学が 30 年に渡って蓄積してきた脳ドックの MRI データをもとに、社会課題である認知症の早期検出プログラムの開発に成功した。その後、国立大学法人 滋賀医科大学神経難病研究センター准教授の椎野顯彦先生の脳 MRI 画像解析プログラムである BAAD の商用利用権を頂き、BAAD をベースとした人工知能プログラムの事業化を進めている。BAAD は研究用として滋賀医科大学では臨床現場で活用されている。

　この度、BAAD に関して、その基礎となる統計理論についての解説から、基礎となるプログラムの説明、実践的な BAAD の利用方法、さらには人工知能を活用した疾患研究への応用など、椎野先生が研究開発されてきた実践的な学術書を出版する企画に携われたことを幸甚に感じるとともに、非常に有用な本技術が世の中に早く広まり、社会課題の解決に貢献できるよう願っている。

株式会社 ERISA

謝辞

　本書の作成には多くの方々の協力がありました。特に、秋口一郎先生、谷垣健二先生、陳延偉先生の学術的なアドバイスがなければ立ち往生していたでしょう。またイラストの作成には岩本祐太郎先生にご協力いただきました。BAADソフトの作成には陳先生と同教室の大学院生の皆様、人工知能分野では韓先花先生、息子の椎野崇史、BAADサーバーの構築では滋賀医科大学の山田篤史先生、放射線部の井藤隆太先生、さらには吉村雅寛先生をはじめとする放射線部技師の皆様、商標や著作権の確保などは同大学の産学連携の皆様にご協力いただきました。BAADは日本語以外のOSにインストールされると英語表記になりますが、これにはDr. Piers Vigersが協力してくれました。BAADのカイツブリの絵は娘の絵莉がデザインをしてくれました。またいつも私のそばで支えてくれる妻の恵にも心から感謝します。最後にBAADの支援、本書の製作に尽力いただいた株式会社ERISAに感謝申し上げるとともに、皆様の今後の健康とご活躍を心からお祈り申し上げます。

椎野顯彦

はじめに

　ヒトの視覚的な認知機構には共通した規則、共通した落とし穴があり、このことはしばしば画像の読影に影響してきます。図はその例ですが、対象の大きさや色調は周囲の構造物によって実際とは異なって認知される傾向があります。そもそも服が似合うとか似合わないなども、服の中身は同一（人物）なのでこれもある意味において錯覚を利用していると言えます。

　著者らはBAADというソフトを開発し、これに人工知能（AI）を搭載してアルツハイマー病の客観的な指標を読影者に提供することで、医学的な診断の補助に役立てようとしています。今後、白質病変の評価やラクナ梗塞の存在、脳動脈瘤の判定など、脳の読影に際して診断のサポートとして役立てるように開発する予定です。

　統計やAIによる処理は多様で複雑なパラメーターから必要な結論を導き出すのに欠かせない手法ではありますが、その過程を理解しておかないと誤った結論に陥る可能性があります。本書ではVBMやSBMなどの解析において、研究者やこの分野のソフトユーザーに向けて、ごく基礎的な理論からソフトの使い方までを解説することにより、SPM12やCAT12、著者らが開発したBAADなどのソフトの理解を深めていただくことを目的としております。ソフトを使う際のマニュアルとして本書を活用していただき、また、論文作成や結果の評価に際しても本書を参考にしていただければと思います。

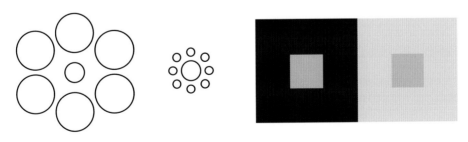

錯視の例

中央の円は右の方が大きく見える。　　　中央の四角は右の方が濃く見える。

◆目次

第1章　理論編 …… 1

Ⅰ. ベイズの定理（Bayes' theorem）……………………………………………… 2
Ⅱ. 最尤推定法（MLE; maximum likelihood estimation）……………………… 9
Ⅲ. 相互情報量（Mutual information）…………………………………………… 11
　1. 情報量 ……………………………………………………………………… 11
　2. 期待値 ……………………………………………………………………… 12
　3. 平均情報量（Shannon-Wiener entropy）……………………………… 12
　4. 相互情報量（mutual information）……………………………………… 13
　5. 正規化相互情報量（normalized mutual information）……………… 15
Ⅳ. マルコフ確率場（Markov random field）…………………………………… 16
Ⅴ. 線形モデル …………………………………………………………………… 20
　1. 一般線形モデル（general linear model）……………………………… 20
　2. 一般化線形モデル（generalized linear model）……………………… 23
　3. 交互作用（interaction）…………………………………………………… 24
Ⅵ. SPMにおける統計学 ………………………………………………………… 25
　1. 検定の多重性問題 ………………………………………………………… 25
　2. 多重検定の補正 …………………………………………………………… 27
　　　Familywise error rate（FWER）………………………………………… 28
　　　Random Field Theory（RFT）…………………………………………… 29
　　　Smoothing …………………………………………………………………… 31
　　　Stationary …………………………………………………………………… 32
　　　False discovery rate（FDR）……………………………………………… 35
　　　Topological FDR …………………………………………………………… 37
　3. 検定レベル ………………………………………………………………… 38
　　　Set-level inference ………………………………………………………… 38
　　　Cluster-level inference …………………………………………………… 38
　　　Peak-level inference ……………………………………………………… 39
　4. Permutation test（並び替え検定）……………………………………… 39
　5. TFCE（Threshold-free cluster enhancement）………………………… 40
Ⅶ. 座標変換 ……………………………………………………………………… 44
　　　テンソル ……………………………………………………………………… 44
　　　アフィン変換（affine transformation）………………………………… 47

	同次座標（homogenous coordinate）	48
	DARTEL	49
	i. オイラー法	49
	ii. ニュートン法	51
	iii. ガウス・ニュートン法	53
	iv. レーベンバーグ・マーカート法	54
	v. Geodesic distance	54
	Geodesic shoot	55

第2章　基礎編 …… 57

VIII.	画像データのファイル形式	58
IX.	脳の座標空間	60
X.	解析のための前処理	62
	AC-PC 位置補正	63
	信号値不均一性の補正（correction of intensity non-uniformity）	63
	組織セグメンテーション（Tissue segmentation）	65
	Gaussian mixture model	66
	MNI 空間へのワープ	69
	Modulation（concentration v.s. volume）	71
	Total intracranial volume（TIV）	73
	大脳白質病変の体積計算とセグメンテーション補正	74
XI.	Voxel-based morphometry（VBM）	77
XII.	Tensor-based morphometry（TBM）	79
XIII.	Surface-based morphometry（SBM）	82
	1. Tessellation	82
	2. 皮質厚（cortical thickness）の測定	85
	3. フラクタル次元（fractal dimension, FD）解析	86
	4. Gyrification index（GI）	87
XIV.	Artificial Intelligence（AI）	90
	1. カーネル法	91
	2. サポートベクターマシン（support vector machine; SVM）	93
	ラグランジュ乗数法（Method of Lagrange multipliers）	93

ハードマージン（Hard-margin principle） ……………………………… 95
　　　ソフトマージン（Soft-margin principle） ……………………………… 98
　　　SMO（sequential minimal optimization） ……………………………… 100
　　　多クラスSVM ……………………………………………………………… 101
　　　一対他（one-versus-the-rest）方式 ……………………………………… 101
　　　一対一（one-versus-one）方式 …………………………………………… 102
　　　誤り訂正出力符合（error correcting output code; ECOC） …………… 102
　3. 脳MR画像によるアルツハイマー病の予測 ……………………………… 104
　　　アルツハイマー病スコア（ADS） ………………………………………… 104
　　　ADコンバーター …………………………………………………………… 106
　　　Hippocampal sparing AD ………………………………………………… 107
　　　静磁場の強さの影響 ……………………………………………………… 108

第3章　実践編 …………………………………………………………… 111

BAADのインストール／アンインストールと起動 ……………………… 112
　システム条件 …………………………………………………………………… 112
　インストール …………………………………………………………………… 112
　アンインストール ……………………………………………………………… 114
　BAADの起動 …………………………………………………………………… 115

BAADの使い方 …………………………………………………………… 116
　ファイル/フォルダ読込 ……………………………………………………… 116
　　・Analyze/NIfTIファイルの場合 …………………………………………… 116
　　・NIfTIファイルの場合 ……………………………………………………… 117
　　・DICOMファイルの場合 …………………………………………………… 117
　データリストの作成と読込 …………………………………………………… 120
　　・データリストの保存 ……………………………………………………… 120
　　・既存データリストの読み込み …………………………………………… 121
　データリストの削除 …………………………………………………………… 122
　　・全削除 ……………………………………………………………………… 122
　　・選択削除 …………………………………………………………………… 123
　　・処理済削除 ………………………………………………………………… 123
　解析実施 ………………………………………………………………………… 124

- 結果閲覧 ……………………………………………………………… 125
- セグメンテーション結果確認 ……………………………………… 126
- 解析結果の保存と閲覧 ……………………………………………… 127
  - ・単一症例の結果保存 …………………………………………… 127
  - ・単一症例の結果（PDFファイル）閲覧 ……………………… 128
  - ・複数症例の結果保存 …………………………………………… 129
- BAAD結果表示（BAAD Viewer）………………………………… 130
  - 萎縮-肥大、検定閾値の変更 ……………………………………… 131
  - 解剖学的位置の確認 ……………………………………………… 131
  - スライス画面の変更 ……………………………………………… 132
  - ビューワー画面の保存 …………………………………………… 132
  - SPMによる群間比較の結果表示 ………………………………… 132
- BAADユーティリティ ……………………………………………… 135
  - ・AC-PCライン自動補正 ………………………………………… 135
  - ・リサイズ ………………………………………………………… 135
  - ・中心位置設定 …………………………………………………… 135
  - ・体積計算 ………………………………………………………… 135
  - ・ROI解析 ………………………………………………………… 135
  - ・Skull Strip ……………………………………………………… 135

アプリケーションの終了 …………………………………………………… 136

解析パラメータ ……………………………………………………………… 137
- ■ ADS（Alzheimer's disease Score）…………………………… 137
- ■ FLAIR（白質病変解析あり）…………………………………… 137
- ■ 解析対象 …………………………………………………………… 137
- ■ 対照群 ……………………………………………………………… 137
- ■ 共分散 ……………………………………………………………… 138
- ■ ROI ………………………………………………………………… 139

データ管理 …………………………………………………………………… 140
- ファイルリストの取り扱い ………………………………………… 140
- 画像品質評価結果 …………………………………………………… 140
- ROI Viewにおける出力内容 ……………………………………… 141
- ROI …………………………………………………………………… 141
  - ・ROI内萎縮率 …………………………………………………… 141
  - ・ROI萎縮比 ……………………………………………………… 141

- ・BAAD の AAL に含まれる特殊 ROI ……………………………………… 142
- BAAD サーバー ……………………………………………………………………… 144
- SPM の起動 ………………………………………………………………………… 145
- SPM 操作ボタンの主な機能 ……………………………………………………… 146
  - Preprocessing function ……………………………………………………… 146
    - 1. Realign ……………………………………………………………………… 146
    - 2. Coregister ………………………………………………………………… 147
    - 3. Normalise ………………………………………………………………… 148
    - 4. Segment …………………………………………………………………… 149
      - ・Save Bias Corrected …………………………………………………… 149
      - ・Number of Gaussians ………………………………………………… 150
      - ・Tissues …………………………………………………………………… 151
      - ・Native Tissue …………………………………………………………… 151
      - ・Warped Tissue ………………………………………………………… 151
      - ・Warping & MRF ……………………………………………………… 151
      - ・Warping Regularisation ……………………………………………… 152
      - ・Affine Regularisation ………………………………………………… 152
      - ・Sampling distance …………………………………………………… 152
      - ・Deformation Fields …………………………………………………… 152
    - 5. Smooth …………………………………………………………………… 153
  - Statistical function ………………………………………………………… 153
    - 1. Basic model ……………………………………………………………… 153
      - ・Directory ………………………………………………………………… 153
      - ・Design …………………………………………………………………… 153
      - ・Covariate ………………………………………………………………… 154
      - ・Masking ………………………………………………………………… 154
      - ・Implicit Mask …………………………………………………………… 156
      - ・Explicit Mask …………………………………………………………… 156
      - ・Global calculation …………………………………………………… 156
      - ・Global normalisation ………………………………………………… 156
    - 2. Estimate ………………………………………………………………… 157
    - 3. Review …………………………………………………………………… 157
    - 4. Results …………………………………………………………………… 158
  - Miscellaneous function …………………………………………………… 158

1. Display	158
2. Check Reg	159
3. Render	159
4. Tool box	160
5. Utils...	160
6. DICOM Import	161
7. ImCalc（Image Calculator）	161
8. Batch	161
SPM12 のチュートリアル	163
1. TPM の閲覧	163
2. 作業ディレクトリ（working directory）の指定	164
3. DICOM ファイルを NIfTI ファイルに変換	165
4. AC-PC の位置補正	166
5. Display の調節	169
6. 複数の画像の位置確認	170
7. Multichannel segmentation	171
VBM のための準備	173
1. SPM12 による smw* ファイルの作成方法	173
2. CAT12 による smw* ファイルの作成方法	177
3. BAAD による smw* ファイルの作成方法	179
SPM による統計解析	180
A. Two-sample t-test	180
B. Multiple regression	185
C. ANOVA	190
D. Full factorial	195
結果表示	199
A. SPM	199
B. PickAtlas	202
C. BAAD で統計解析結果表示	204
Permutation test	207
TFCE	211
カスタム ROI の作り方	216
1. NIfTI 画像の作成	216
2. ROI ファイルの作成	217

  3. BAAD に搭載 ……………………………………………………………… 218
SPM12 による TBM の方法 …………………………………………………… 220
  1. Skull striping ……………………………………………………………… 220
  2. Geodesic Shoot …………………………………………………………… 221
  3. Segmentation と Dartel の準備（MNI 空間に変換する）…………… 222
  4. Dartel ……………………………………………………………………… 222
  5. MNI 空間に変換 ………………………………………………………… 223
  6. Jacobian determinants から年間の萎縮率を求める ………………… 224
  7. Mricrogl による表示 …………………………………………………… 224
  8. ROI 解析 ………………………………………………………………… 224
CAT12 による SBM の方法 ……………………………………………………… 225
  1. Surface estimation ……………………………………………………… 225
  2. Gyrification index、fractal dimension、sulcal depth の解析 ……… 225
  3. Tarairach 空間に登録 …………………………………………………… 226
  4. 結果の表示 ……………………………………………………………… 226
  5. ROI 計算 ………………………………………………………………… 228
  6. SBM の calculator ……………………………………………………… 229
  7. 経時的変化の計測 ……………………………………………………… 230
  8. SBM における 2 群比較 ………………………………………………… 231
  9. Talairach space から MNI space への座標変換 ……………………… 234

参考文献 ……………………………………………………………………………… 235
索　引 ………………………………………………………………………………… 237

第1章 理論編

　ここでは主にbrain morphometryに必要となる基本的な事柄を解説します。ベイズの定理やMarkov modelなど、画像解析にかかわる理論を脳画像と関連させながら概説します。VBMの検定にはFamily-wize error rate (FWER)を導入する必要があること、SPMで採用されているrandom field theory(RFT)とは何か、といった統計的側面についても触れたいと思います。本章では数式が多く出てきますが、なるべくわかりやすくなるように図や具体例を入れておりますので、辛抱してお読みいただければ参考になるはずです。

I. ベイズの定理　Bayes' theorem

　数多くの無作為なサンプリング（試行）から確率分布を決める母数（正規分布であれば平均と分散）を導き出すのが古典的な統計学の手法ですが、これは**頻度主義的（frequentist）解釈**あるいは**古典的確率論**と呼ばれることがあります。古典的確率論では母数を定数（真の値）として扱い、得られる観測値はその確率分布に従っていると考えます。古典的確率論ではサンプリングに偏り（bias）がないことが前提になっています。一方、ある事象の確率が事前に推測できる場合には観察結果から事前に確率分布を修正して事後確率の分布とするのが**ベイズ的（Bayesian）**な統計学です。ベイズ統計学では母数を不確かな値（確率変数）として扱いますが、これはあくまでも事前に設定した条件の下（条件付確率）でのことになります。

　ベイズの定理を解くためには確率の乗法定理を確認しておく必要があります。事象Aと事象Bの起こる確率をそれぞれ$P(A)$、$P(B)$とした際に、$P(A)$と$P(B)$が排反事象の場合には以下のような式が成立します（図I-1）。

$$P(A \cup B) = P(A) + P(B) \qquad 加法定理$$
$$P(A \cap B) = 0 \qquad 乗法定理$$

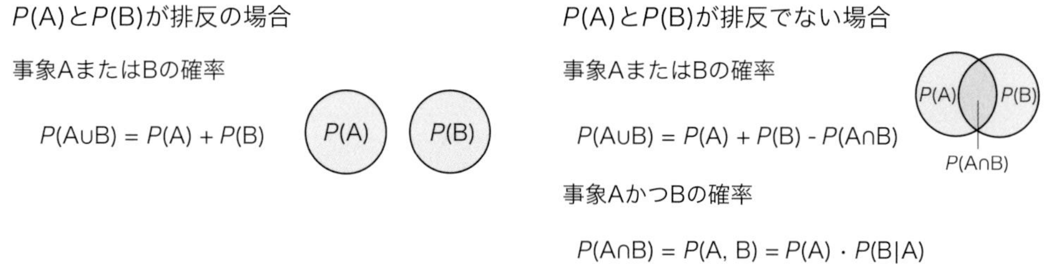

P(A)とP(B)が排反の場合
事象AまたはBの確率
P(A∪B) = P(A) + P(B)

P(A)とP(B)が排反でない場合
事象AまたはBの確率
P(A∪B) = P(A) + P(B) - P(A∩B)
事象AかつBの確率
P(A∩B) = P(A, B) = P(A)・P(B|A)

図 I-1：排反事象と排反でない事象のときの $P(A)$ と $P(B)$ の関係

事象Aと事象Bの間に共通部分がある場合には以下のような式が成立します。

$$P(A \cup B) = P(A) + P(B) - P(A \cap B) \qquad 加法定理$$
$$P(A \cap B) = P(A, B) = P(A)P(B|A) \qquad 乗法定理$$

　ここで$P(B|A)$とは、Aが起きた後にBが起きる確率（条件付確率）、$P(A)P(B|A)$はAとBが同時に起きる確率（同時確率）を意味しています。

　条件付確率の際に乗法定理の公式が成立していることを具体例で確認してみましょう。ジョーカーを除いたトランプでは、スペードやハートなどのカードがそれぞれ13枚4組（合計52枚）あるはずです。このうち絵札は3枚4組（合計12枚）になります。1枚のカードを抜いてス

ペードの出る事象を A、絵札の出る事象を B とした場合、

$P(A \cap B)$ は抜いたカードがスペードの絵札である確率なので、3/52 になります。

$P(A)$ はスペードの出る確率なので 1/4 になります。

$P(B|A)$ はスペードを抜いた場合にそれが絵札である確率になるので 3/13 になります。

したがって $P(A)P(B|A)$ は $1/4 \times 3/13 = 3/52 = P(A \cap B)$ になりますので、条件付確率の際の乗法定理が成立していることがわかります。ちなみに、$P(A \cap B)$ は $P(A)$ と $P(B)$ の同時確率または結合確率と呼び、$P(A, B)$ とも表記される場合があります。

事象 A と事象 B には何らかの関連はあるが両者の間に方向性がない場合（例えば相関関係のとき）には、逆の関係が成り立つので以下のような式が成立します。

$$P(A)P(B|A) = P(B)P(A|B)$$

したがって次式のように書き換えることができます。

$$P(A|B) = \frac{P(B|A)P(A)}{P(B)}$$

ここで注意が必要なのは上式右辺の分母 P(B) の扱いです。P(B) は事象 B の生起確率を意味しますが、これは事象 A とは関連しない状況を前提としています。言い換えると、事象 A（スペードが出る確率）が明らかになったとき（カードを全てめくったとき）における事象 B の確率を求めることになり、これを周辺確率と呼びます。先程のトランプを例にとると、P(B)=12/52 となります。

P(B) の周辺確率は次式のようになります。

$$P(B) = \sum_A P(B|A)P(A)$$

この式の右辺はベイズの式における右辺分子の和であるため、$P(A|B)$ は 1 を超えることはありません。実際には事象 A が全て起きているかどうかわからない場合があり、周辺確率を求めることができないことが想定されます。しかしながら、$P(B)$ は事象 A には影響されないため（事象 A から見れば）定数として扱えるはずで、左辺の条件付確率が 1 を超えないことを保証するための正規化定数とみなすことができるので無視される場合もあります。

ここで事例を挙げて実際に計算してみます。G という箱に白球が 2 個、黒球が 6 個入っていたとします。一方 W という箱には白球が 3 個、黒球が 1 個入っていたとします（図 I-2）。観察者には箱が G なのか W なのかはわからない状態ですが、他の状況から事前に G の可能性は 40%、W の可能性は 60% であることがわかっていたとします（事前確率）。

ここで箱から 1 つの球を取り出しその色が黒であった場合、その箱が G の可能性（事後確率）はどのくらいであるかをベイズの定理を用いて推測してみます。

このモデルを先ほどのベイズの定理に当てはめると次のようになります。

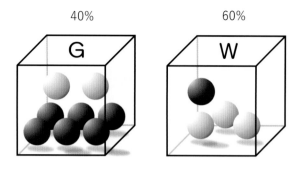

図 I-2：ベイズの定理における事後確率の計算

G という箱には白球が 2 個、黒球が 6 個、W という箱には白球が 3 個、黒球が 1 個入っている。観察者には箱が G なのか W なのかはわからない状態で、他の状況から事前に G の可能性は 40%、W の可能性は 60% である（事前確率）。箱から 1 つの球を取り出しその色が黒であった場合、その箱が G の可能性（事後確率）はどのくらいであるかをベイズの定理を用いて推測する。

$P(A|B)$：黒球が出てきたときに箱が G の確率（事後確率）

$P(A)$：G の箱の事前確率 $= 0.4$

（この例題では W の事前確率 $= 0.6$ がわかるので周辺確率が計算できます）

$P(B)$：黒球が出てくる確率（周辺確率）

$P(B|A)$：G の箱の場合に黒球が出てくる確率（6/8）

周辺確率をまず計算します。黒球が出てくる確率は G の場合は 3/4、W の場合は 1/4 であり、G と W の確率がそれぞれ 4/10 と 6/10 なので以下のようになります。

$$P(B) = \frac{4}{10} \times \frac{3}{4} + \frac{6}{10} \times \frac{1}{4} = \frac{9}{20}$$

したがって事後確率は以下のようになります。

$$P(A|B) = \frac{P(B|A)P(A)}{P(B)} = \frac{6}{8} \times \frac{4}{10} \div \frac{9}{20} = \frac{2}{3}$$

この例題は、脳のある位置におけるボクセルの事前確率として灰白質（G）$= 0.4$、白質（W）$= 0.6$ が用意されている状況で、MRI で得られた信号値が灰白質（黒球）の場合に、そのボクセルが実際に灰白質である確率をベイズ的統計学の手法で解いたことになります。

SPM ではセグメンテーションの際にベイズの定理を用いています。ボクセルの位置によって灰白質か白質かの事前確率（TPM.nii）を用意しています。$P(B|A)$ は MR 信号で灰白質が示す確率（分布）になりますが（観察データ）、通常これは後述の最尤推定法（MLE）によるフィッティングで求めます。対象のボクセルの位置による事前確率である $P(A)$ を掛けてそのボクセルが灰白質である確率（事後確率）を計算しています。このように、ベイズ推定で得られる結果は"唯一の真の値"ではなく、"確率変数"であることに留意してください（図 I-3）。さきほどの例では、あるボクセルの灰白質である確率が 2/3 となりましたが、SPM ではこれを partial volume として扱います。すなわち、そのボクセルの 2/3 は灰白質で 1/3 は白質と

して処理します。

灰白質のセグメンテーションを例にとると、

事象A：灰白質であること

事象B：MRI検査で灰白質の信号値を示すこと

$P(A)$：灰白質であることの事前確率

$P(B)$：MRIの信号値から灰白質に分類される確率（周辺確率；TP+FP）

$P(B|A)$：灰白質がMRIの信号値から灰白質に分類される確率（感度；TP/(TP+FN)）

$P(A|B)$：MRI検査で最終的に灰白質とされる確率（事後確率）

TP：真陽性、FP：偽陽性、FN：偽陰性

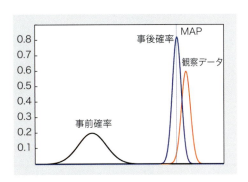

図I-3：観測データの分布と事後確率の分布

観察結果（likelihood）に事前確率（prior）の情報を用いて修正したものが事後確率（posterior）になる。事後確率の最大値がMAP。

　このようにBayesianによるセグメンテーションではMRの信号値とボクセルの位置の2つの因子により分類されることになり、$P(A|B)$には信号値とボクセル位置の2つの要素が含まれます。さきほど述べたように、実際に得られる結果（事後確率）は確率分布になるので、1つの値を得るために図I-3のように最大事後確率（Maximum a posterior, MAP）を求めています。$P(B|A)$、すなわちMRの信号値のみからセグメンテーションする場合に、できるだけ真の灰白質を選択しようとすると偽陽性（例えば白質）が多く入ってきてしまいますし、偽陽性の混入を少なくしようとすると真の灰白質が選択されないことになります。この調整は最尤推定法を用いて行うことになります。$P(A)$、すなわち灰白質であることの事前確率を考慮することによって、セグメンテーションの際に偽陽性の混入が少なくなります。結果として$P(B|A)$で表される感度を上げることにつながります。SPMではこのようにボクセルの解剖学的な位置を事前確率として扱うことにより、セグメンテーションの精度をよくする工夫がされています。反面この手法は以下に記述するように病的な脳の状態が反映されにくいことになるため、CATやBAADではMRの信号値を重視（frequentist）してセグメンテーションを行います。

　SPMでは位置情報にかかわる事前確率としてテンプレート（TPM.nii）を用意し、これをDCT（discrete cosine transform）などで非線形（non-linear）に変形させ被検脳の形状に合わせます。その後、変形したテンプレートを事前確率マップとし、最尤推定法でセグメンテーションした画像に適用して最終的なセグメンテーション画像を作ります（図I-4）。テンプレートの変形作業はMNI空間にあるテンプレートを現実（native）空間にワープ（warp）させていることになりますが、病気脳など形状がテンプレートと大きく異なる場合には変形が不十分に終わります。事前確率マップから位置が大きく外れている領域のボクセルには0を掛けることになるので、結果としてマスク（除去）されることになります。もし病気のために位置が大きく外れている領域は事前確率がマスクとして作用するため、そのマスクにより病変を消して

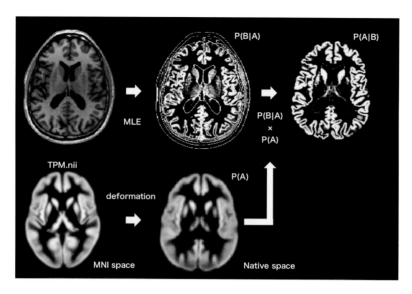

図 I-4：ベイズを用いたセグメンテーション

SPMでは最尤推定で得られた灰白質のセグメンテーション画像に灰白質の事前確率マップを当てはめて最終的なセグメンテーション画像（事後確率マップ）を得る。

しまうことになります。このようにSPMによるセグメンテーションは頑健な推定ができる一方で、疾病に由来するはずれ値（例えば強い脳萎縮など）は無視してしまう危険性があります。SPMはもともとfunctional MRIのために若年健常者を対象に開発されてきたので、脳萎縮などの病気を扱うVBMは考慮されていませんでした。図I-5の上段はセグメンテーションの失敗例を提示していますが、脳室の領域が白質として分離されています。これは事前確率に使われたテンプレートの変形が大きな脳室の変化に対応できなかったためです。

SPM8のテンプレートは、灰白質/白質/髄液/その他の4クラスでしたが、SPM12ではその他のクラスをさらに頭蓋骨、脳以外の軟部組織、空気に分けて合計6クラスのテンプレートを用いています。この結果、skull stripの精度と頭蓋内容積の測定精度が以前より改善しています。また、テンプレートを被検者脳に変形する際にrescaling factorを導入したことにより、萎縮脳など大きな変形が必要な場合でも対応できるようになりました。具体的にはまずアフィン変換でおおまかに形状を合わせておき、残りを非線形変換するもので、大きな変形を苦手とする非線形変換の欠点を補うようにしています（図I-6）。この結果、脳室が大きな症例においてもSPM8のときのようなセグメンテーションの失敗は少なくなりました（図I-5下段）。

CAT12やBAADでは事前確率を用いずMRの信号値を重視している分、SPMと較べてセグメンテーションの際に白質病変が灰白質として分離されてしまう欠点があります。これはT1強調画像では白質病変が灰白質に近い信号値を示すからです。この問題を解決する目的で、BAADではFLAIR画像から白質病変を検出してセグメンテーションの補正を行うとともに、白質病変の体積（ml）を測定します。

第 1 章　理論編

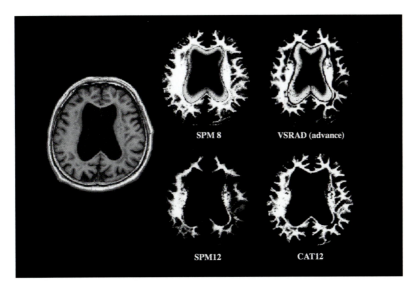

図 I-5：セグメンテーションの失敗例

脳室が大きな症例では事前確率マップが現実の脳画像の形状にうまく適合できず、脳室を白質として分離してしまう（上段）。
SPM12 では MNI 空間の事前確率マップをアフィン変換してから非線形変換するので、大きな脳室の症例でもセグメンテーションの失敗は少なくなった（下段）。

Tissue segmentation in SPM12 vs. SPM8

➢ New TPM.nii (from multispectral IXI database)
➢ Allowing rescaling of TPMs

$$\varepsilon_o = \sum_{i=1}^{I} \log \left(\sum_{c=1}^{C} \frac{\eta_c b_k(\alpha)}{\sum \eta_d b_d(\alpha)} p(y_i | \gamma_c, \mu_c, \sigma_c^2, \beta_c) \right)$$

→ Small deformation parameters (cosine basis function)
→ (η parameters included again)

➢ More sophisticated regularisation model of five penalty terms:
absolute displacement, membrane energy,
bending energy, linear elasticity and divergence

図 I-6：SPM8 と SPM12 の違い

1. SPM12 では T1 強調画像以外に T2 強調画像、プロトン強調画像のテンプレートを用意して、マルチチャンネルセグメンテーションに対応した。2. セグメンテーションの際に rescaling factor を復活させ病的な脳にも対応した。3. 非線形変換のアルゴリズムを追加して精度を改良した。

☞ SPM12 と BAAD の multi-chanel segmentation の違いは SPM12 のチュートリアルで解説しています。

一般に大脳皮質灰白質と大脳基底核や視床などの深部灰白質とでは同じ灰白質であっても信

号値の分布が異なるため、例えばSPMでは深部灰白質のセグメンテーションの範囲が小さくなる傾向があります。さらにSPMのテンプレート自身がSPMでセグメンテーションされた灰白質の平均画像から作成されていますので、SPMのテンプレートは実際の大脳基底核や視床よりも小さくなっています（図I-7）。これに対してCAT12やBAADではlocal adaptive segmentation（LAS）を採用して、脳表の灰白質と深部灰白質を別々に扱うことにより、深部灰白質のセグメンテーションの精度を改善しています。

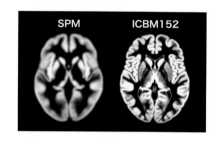

図 I-7：事前確率マップの違い

左がSPMの灰白質の事前確率マップ。右がICBM152の灰白質マップ。淡蒼球と視床の範囲が異なることに注目。

II. 最尤推定法　MLE; maximum likelihood estimation

　ある集団で発生している事象 X が θ というパラメーター（母数）に従って発生している場合、その生起確率は $P(X|\theta)$ として表せます。最尤推定法（MLE）とは、関数 $p(X|\theta)$ の値が最大となるパラメーター（θ）の値を推定するためのものです。確率（Probability）は将来ある事象が起きる可能性の確率を示している（サイコロを6回振ると1の目はおおよそ1回出る）のに対し、尤度（likelihood）は既に起きた事象（サイコロを60回振ったら1の目が10回出た）からその尤もらしい確率モデルを推測する場合に用いられます。尤度の場合にはその確率分布（サイコロの場合、各目の出現する確率は1/6ずつで合計は1になる）を扱うことになりますので、尤度＝尤度関数（likelihood function）という意味合いで使われます。最尤推定とは尤度関数のパラメーターの最適値を推測していることになります。例えばある事象の発生（確率分布）が正規分布に従っているとしたら、その分布に最も当てはまる平均と分散（これらが θ に相当します）を推測していることになります。

　関数 $p(X|\theta)$ の値が最大となるパラメーター（θ）の値を推定する場合、X は θ の関数と見なせるので $p(X|\theta)$ は尤度関数と呼ばれます。実際には θ はすべての X を実現するとは限らないので尤度関数の積分は必ずしも1ではなく、積分値が1になる確率分布とは違うことに留意してください。母集団から得られる観測値はこの尤度関数に従っているはずですが、得られるデータには測定誤差などの不確実性が含まれていますので、サンプリングをできるだけ多くすることによって事象 X が起きる確率が最大になるような θ を探索することになります。例えば、MRIで得られた信号値の分布（ヒストグラム）からできるだけ高い割合で真の灰白質の分布を得るための θ を探索することになります。

　ここで $P(B|A)$ の最大値を求めるための最尤推定法について考えてみます。事象 A も事象 B も共通の確率ベクトル x によって生起するとします。この式の最大化とは事象 A が起きたらできるだけ事象 B も起きることになりますので、A の確率分布 $p(x)$ と B の確率分布 $q(x)$ ができるだけ重なるようにすることと同じです。例えばMRIで灰白質の分布を得る場合、これが真の灰白質をできるだけ多く反映していることを想定します。A の確率分布 $p(x)$ を本当の確率分布として、これと重なるように実測値から $q(x)$ のパラメータを推定します。$p(x)$ と $q(x)$ の重なりをカルバック・ライブラー情報量（Kullback-Leibler divergence）を用いて表すと次のようになります。確率分布である $p(x)$ と $q(x)$ の距離的な違いをカルバック・ライブラー（KL）で示していると考えてください。

　$p(x)$ と $q(x)$ の KL の距離（KL ダイバージェンス）D (≥ 0) は、

$$D(p\|q) = \sum p(x) \log \frac{p(x)}{q(x)} = \sum p(x) \log p(x) - \sum p(x) \log q(x)$$

ここで第 1 項は真の分布 $p(x)$ から得られる定数であり、KL の距離を決めるのは第 2 項であることがわかります。KL の距離を最小とするためには第 2 項を最大化する必要があり、このことは最尤推定と同じになります。

$p(x)$ は未知ですが、$\sum p(x)dx = 1$ の確率分布なので、データ数 n が十分に大きいとき、第 2 項の期待値は次式で近似できます。

$$\frac{1}{n}\sum_{i=1}^{n} \log q(x_i)$$

これを平均対数尤度と呼び、これをデータ数 (n) 倍したものを期待平均対数尤度と呼びます（単に対数尤度と呼ばれることもあります）。

$$L(x) := \sum_{i=1}^{n} \log q(x_i)$$

観測値が十分に得られている場合には、この式の最大化が最尤推定になります。これは単に得られた観測値に最も適合する関数のパラメーターを求めていることと同じであることがわかります。

例えば $P(A)$ が正規分布をとる場合の確率分布を $p(X|\mu, \sigma^2)$ とした場合、その対数尤度関数は

$$\log p(X|\mu, \sigma^2) = \sum_{i=1}^{n} \log p(x_i|\mu, \sigma^2) = \sum_{i=1}^{n} \left\{ \log \sqrt{\frac{1}{2\pi\sigma^2}} + \frac{1}{2}\left(\frac{x_i - \mu}{\sigma}\right)^2 \right\}$$
$$= -\frac{n}{2}\log(2\pi\sigma^2) - \frac{1}{2\sigma^2}\sum_{i=1}^{n}(x_i - \mu)^2$$

ここで σ^2 を固定して μ で偏微分すると、

$$\frac{\partial}{\partial \mu}\log p(X|\mu, \sigma^2) = \frac{1}{\sigma^2}\sum_{i=1}^{n}(x_i - \mu) = 0$$

したがって、

$$\mu = \frac{1}{n}\sum_{i=1}^{n} x_i$$

のときに値は最大となります。次に σ^2 について偏微分します。

$$\sigma^2 = \frac{1}{n}\sum_{i=1}^{n}(x_i - \mu)^2$$

このようにあるデータセットが正規分布すると仮定した場合、最尤推定法によって得られるパラメーターの値は平均値と分散になります。

III. 相互情報量　Mutual information

　画像の位置合わせの際には相互情報量（mutual information）を用いることがあります。相互情報量は異なる2つの確率分布（画像）における相互依存（類似性）を調べる尺度になります。相互情報量を理解するためには、まず情報量と平均情報量あるいはエントロピー（entropy）を知っておく必要があります。

1. 情報量

　情報は内容が珍しい（確率が低い）ほど大きい（価値が高い）と考えます。したがって確率が1/2の事象よりも1/4の事象の方が情報量は多いことになります。

　そこで情報量は次式のように定義されています。

$$I(a) = -\log_2 p(a)$$

　この式からわかるように、事象Aの発生確率$p(a)$が低いほど$I(a)$は大きくなります（図III-1）。また、式のマイナス符号は情報量を0以上にするためです。ここで対数の底に2を使うのはコンピューターが2進法（0 or 1）を使うためで、特に意味はありません（自然対数でもかまいません）。

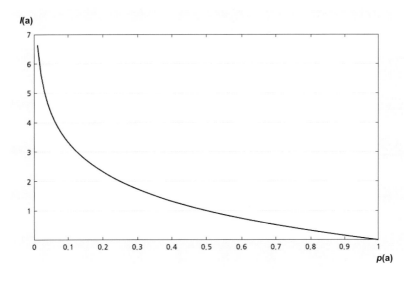

図 III-1 ： $I(a) = -\log_2 p(a)$

> ☞ ちなみにコンピューターの"bit"は 2 の乗数で示されます。1bit= 2、4bit= 16 というようになります。またこれは画像の階調でも使われ、白黒の場合は 1bit、グレースケールの階調が 256 の場合は 8bit になります。

2. 期待値

ある事象 X（$x_1, x_2, x_3 \ldots x_n$）の期待値は、変数の値（x_i）とそれが起きる確率 $P(X) = \{p(x_1), p(x_2), p(x_3) \ldots p(x_n)\}$ の積の総和になります。なお、$p(x_i)$ は x_i の確率密度に相当し、"期待値"は確率 $P(X)$ の平均値ではないことに注意してください。

$$E(X) = \sum_{i=1}^{n} x_i p(x_i)$$

例えばサイコロを振って出る目の値の期待値は、1 の目、2 の目…6 の目の出る確率がそれぞれ 1/6 なので以下のようになります。

$$1 \times \frac{1}{6} + 2 \times \frac{1}{6} + 3 \times \frac{1}{6} + 4 \times \frac{1}{6} + 5 \times \frac{1}{6} + 6 \times \frac{1}{6} = 3.5$$

これは例えば双六でサイコロを振って進める平均値と考えれば理解しやすいと思います。
また、確率密度の総和（確率分布の面積）は 1 になります（完全事象系の場合）。

$$\sum_{i=1}^{n} p(x_i) = 1$$

3. 平均情報量（Shannon-Wiener entropy）

平均情報量はエントロピーと呼ばれるように、この値が大きいほど情報の曖昧さが大きい（正解にたどり着く選択肢の幅が広い）ことを示しています。

平均情報量は情報量の期待値、すなわち情報量に確率密度を掛けた値の和になります。

$$H[x] = -\sum_{i=1}^{n} p(x_i) \log_2 p(x_i)$$

1 つの事象の確率 $p(x_i)$ が 1 のときは $H[x] = 0$ となり、逆に $p(x_i) = 1/n$ と一様分布の場合には $H[x] = \log_2 n$ となり最大値をとります。このように $p(x_i)$ の分布が広いほど平均情報量（エントロピー）は大きくなり、逆に $p(x_i)$ の分布が狭いと平均情報量は小さくなります。

平均情報量というと確率の期待値と同じと考えてしまいがちですが、そうではありません。

それではさきほどのサイコロを例に考えてみます。サイコロを振ったときの平均情報量は、

$$H[x] = -6 \times \frac{1}{6} \times \log_2\left(\frac{1}{6}\right) = 2.58 \text{ (bit)}$$

双六でもっと進めるようにサイコロに細工をして1の目を6（6の目を2面）にしてしまったとします。この場合の平均情報量は、

$$H[x] = -\frac{4}{6} \times \log_2\left(\frac{1}{6}\right) - \frac{2}{6} \times \log_2\left(\frac{2}{6}\right) = 2.25 \text{ (bit)}$$

となり減少します。このように平均情報量は事象群の生起確率がどのくらい均一であるかを示しています。

> ☞ 対数の底は何でもよいので、底を6とした場合には普通のサイコロの場合は1、細工したサイコロの場合は $(4+1.23)/6 = 0.87$ となります。

4. 相互情報量（mutual information）

AからのBの情報とBからの情報をそれぞれ別に見た場合の平均情報量を marginal entropy、AとBを同時に見た場合を joint entropy と呼びます。相互情報量とはAとBに共通した情報の量を言います。

2つのMR画像AとBにおいて、同じ座標に位置するボクセルの信号値の2次元ヒストグラムをプロットしてみます。縦軸はA画像、横軸はB画像の信号値、密度（ボクセルの数）は点の輝度で示します。もしAとBが全く同じ画像で同じ位置であれば、図 III-2 のように2次元ヒストグラムは45度の直線状に並びます。しかし位置がずれているなどの理由で同じ座標でAとBの信号値が異なる場合には、この45度の直線からはずれてプロットされます。T1WIとT2WI、MRIとPETなどの位置合わせの場合には、画像の位置が一致してもプロットが対角線上に集まるとは限りませんが、2次元ヒストグラム上のどこかにプロットの点ができるだけ集まるようになるはずです（分散は少なくなるはず）。

このように相互情報量では2次元ヒストグラムにおいてプロットされた点がどのくらい集まっているかを調べていることになります。

さて事象Aの確率を $p(a_i)$、事象Bの確率を $p(b_i)$ とするとAの平均情報量 $H(\text{A})$ とBの平均情報量 $H(\text{B})$ はそれぞれ次式で表せます。

$$H(\text{A}) = \sum_{i=1}^{m} p(a_i) I(a_i) = -\sum_{i=1}^{m} p(a_i) \log\{p(a_i)\}$$

$$H(\text{B}) = \sum_{j=1}^{n} p(b_j) I(b_j) = -\sum_{j=1}^{n} p(b_j) \log\{p(b_j)\}$$

$$H(\mathrm{A}) + H(\mathrm{B}) = -\sum_{i=1}^{m}\sum_{j=1}^{n} p(a_i, b_j) \log\{p(a_i)p(b_j)\}$$

一方、結合エントロピー $H(\mathrm{A}, \mathrm{B})$ は、

$$H(\mathrm{A}, \mathrm{B}) = -\sum_{i=1}^{m}\sum_{j=1}^{n} p(a_i, b_j) \log\{p(a_i, b_j)\}$$

相互情報量は $p(a)$ と $p(b)$ の和（marginal entropy）からそれぞれが結合したもの（joint entropy）を引いたものになります。

$$I(\mathrm{A}, \mathrm{B}) = \{H(\mathrm{A}) + H(\mathrm{B})\} - H(\mathrm{A}, \mathrm{B}) = -\sum_{i=1}^{m}\sum_{j=1}^{n} p(a_i, b_j) \log\left\{\frac{p(a_i)p(b_j)}{p(a_i, b_j)}\right\}$$

画像ではグレースケールの階調、例えば 8bit (2^8) の場合には上式の m や n は 256 になります。$H(\mathrm{A})$ や $H(\mathrm{B})$ は位置合わせをしたいそれぞれの画像で、その平均情報量（エントロピー）が大きいということはボクセルの色が 0～255 までランダムに分配されたような画像を意味します。相互情報量は同一条件の画像の位置合わせにとどまらず、異なる撮像条件（T1WI、T2WI、FLAIR）や異なる modality（MRI、CT、SPECT、PET）の画像の位置合わせにも用いることができます。もし同一の条件の画像の位置合わせであれば次式で十分なはずです。

$$H(\mathrm{A}) - H(\mathrm{B}) = -\sum_{i=1}^{m}\sum_{j=1}^{n} p(a_i, b_j) \log\left\{\frac{p(a_i)}{p(b_j)}\right\} = 0$$

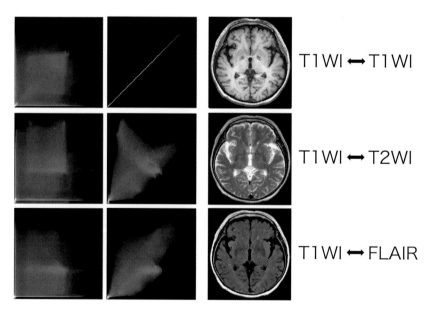

図 III-2：MR 画像における相互情報量

2 種類の画像の位置を少しずらしておき、SPM の coregister で位置合わせをした際の 2 次元ヒストグラムの変化。同一画像同士の場合（T1WI）には、ヒストグラムは直線上に並ぶ。
画像の種類が異なる場合でも位置合わせ後にはヒストグラムの分散が少なくなる。

しかしこの式では、異なる条件の画像では、$H(\mathrm{A}) \neq H(\mathrm{B})$ のためこの式は成立しません。

2つの画像の2次元ヒストグラムにおいて、縦軸にPET、横軸にMRIのボクセルの信号値を配置したとします。この場合縦方向の積分値がPETの平均情報量、横軸方向の積分値がMRIの平均情報量（それぞれの marginal entropy）に相当します。この2つの画像の重なり具合（joint entropy）はこの2次元ヒストグラムの点の広がりで示されています（図III-2）。Joint entropy が小さいほど相互情報量は大きい、すなわち2次元ヒストグラム上にプロットした点がどこかに集まるほど相互情報量は大きいことになります。

5. 正規化相互情報量（normalized mutual information）

画像のバックグラウンド（空気）が多い画像（FOVが大きい画像）では、2次元ヒストグラムへのプロットにおいて原点に点が集まり相互情報量の値に影響します。相対的にFOVが大きな画像の位置合わせの場合には問題になる可能性があります。正規化相互情報量では単純にmarginal entropy と joint entropy の比を求めています。

$$Y(\mathrm{A},\mathrm{B}) = \frac{H(\mathrm{A}) + H(\mathrm{B})}{H(\mathrm{A},\mathrm{B})}$$

比を求めることによってバックグラウンドの相互情報量に占める割合を相殺することになります。

カルバック・ライブラー情報量は、2つの確率分布の異なり具合を調べることに使えます。同じ事象空間における2つの確率分布 $p(x)$ と $q(x)$ が与えられたとき、Pから見たQのカルバック・ライブラー情報量は次のように表せます。

$$\mathrm{KL}(p\|q) = -\int p(x) \ln \left\{ \frac{q(x)}{p(x)} \right\} dx$$

ここで marginal entropy と joint entropy の差を考えた場合、これは相互情報量と同じになるはずです。

$$\mathrm{KL}\{(p(x,y)\|p(x)p(y)\} = -\iint p(x,y) \ln \left\{ \frac{p(x)p(y)}{p(x,y)} \right\} dxdy$$

IV．マルコフ確率場　Markov random field

　マルコフ確率場（MRF）は格子構造上で相互作用している変数の集合に対する統計モデルで、MR 画像に当てはめると、ある 1 つのボクセルとその周囲のボクセルとの空間配置の関係を確率として扱うことになります。MRF では MR 画像のボクセルに相当する部位をノード（node）と呼び、その信号値は確率変数として扱います。隣接するボクセル同士の関係、すなわち空間相互関係はリンクまたはエッジと呼び、直接リンクされているノードの集合体をクリーク（clique）と呼びます。複数のノードの相互関係において、方向性（例えば因果関係）がある場合は Bayesian network、方向性がない無向モデルの場合（例えば相関関係）は Markov network として扱われます（図 IV-1）。Bayesian network は時系列に沿った物体の追跡などに応用されますが、MRF では画像のノイズ除去やセグメンテーション時の境界の決定（グラフカット）などに用いられます。

　扱うデータにおいて、(1) 確率変数に正値性（> 0）がある、(2) ノードの相互関係に"条件付独立性"がある場合は MRF として扱うことができます。条件付独立性とはノードまたはクリークが間接的に影響し合う状態を想定しています（図 IV-2）。極大クリークとはノード数が最大となるクリークで、空間

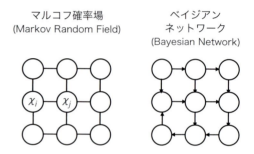

図 IV-1：マルコフ確率場とベイジアンネットワークの違い

マルコフでは方向性のない確率場を扱うが、X_i と X_j は全く独立ではなく何らかの関係があるとする（条件付独立）。

$P(x_1, x_2, x_3, x_4) = \phi_1(x_1)\phi_2(x_2)\phi_3(x_3)\phi_4(x_4)$ （互いに独立）

$P(x_1, x_2, x_3, x_4) = \phi_1(x_1, x_2, x_3, x_4)$ （互いに直接関連）

$P(x_1, x_2, x_3, x_4) = \phi_1(x_1, x_2, x_3)\phi_2(x_2, x_3, x_4)$ （条件付独立）

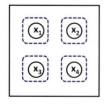 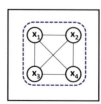 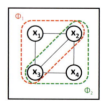

ϕ_1 と ϕ_2 は条件付独立

図 IV-2：マルコフ確率場理論

ノード同士が独立しているか、全てが直接関連しているか、間接的に関係しているか（条件付）の模式図。直接関係しているノードの集合体をクリーク（ϕ）と呼び、X1 と X4 は直接関連していないが、クリークの集合体の一部として考えると間接的な関連性がある。

依存関係を調べる上での単位となります。マルコフブランケット（境界）とは、あるノードを孤立させるための最小のノード集合のことで、無向グラフでは直接つながっている隣接ノード群に相当します。

MRF においてノードの変数 $P(x)$ が Gibbs 分布（Boltzmann 分布）に従うとき、全体の確率分布は以下のように示されます。

$$P(x) = \frac{1}{Z} e^{-E(X)}$$

$$E(x) = \sum_{c \in C} V_c(X) = \sum_{i \in C_1} V_{C_1}(x_1) + \sum_{(i,j) \in C_2} V_{C_2}(x_i x_j) + \ldots\ldots$$

ここで Z は正規化項、V_c はクリークポテンシャル、$V_c(x)$ は x における極大クリーク、$E(x)$ はエネルギー関数（energy function）と呼ばれ、クリークポテンシャルの総和を示しています。

モノグリッドにおける隣り合うノード x_i と x_j の clique pair を想定した場合、$E(x)$ は以下のように展開できます。

$$E(x_i) = \sum_i \varphi_i(x_i) + \sum_{ij} \varphi_{ij}(x_{ij}, y_{ij})$$

ここで右辺の第 1 項は「データ項」、第 2 項は「平滑化項」または「モデル項」と呼ばれます（図 IV-3）。

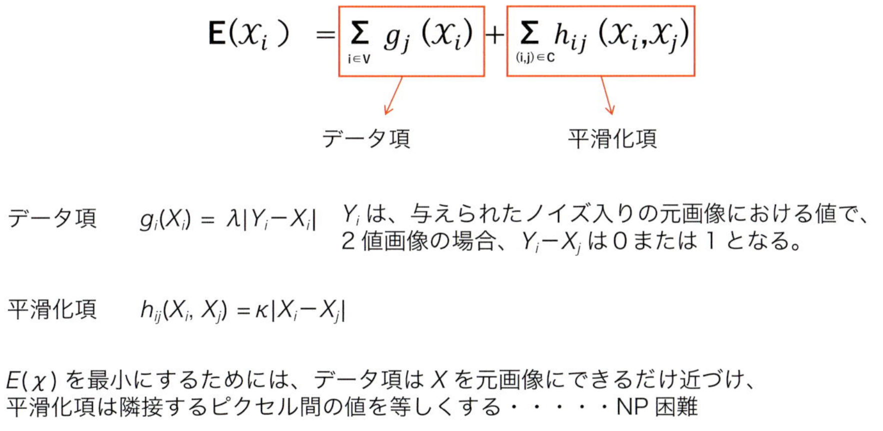

$$E(\chi_i) = \boxed{\sum_{i \in V} g_j(\chi_i)} + \boxed{\sum_{(i,j) \in C} h_{ij}(\chi_i, \chi_j)}$$

　　　　　　　　　　　データ項　　　　　平滑化項

データ項　　$g_i(X_i) = \lambda|Y_i - X_i|$　　Y_i は、与えられたノイズ入りの元画像における値で、2 値画像の場合、$Y_i - X_j$ は 0 または 1 となる。

平滑化項　　$h_{ij}(X_i, X_j) = \kappa|X_i - X_j|$

$E(\chi)$ を最小にするためには、データ項は X を元画像にできるだけ近づけ、平滑化項は隣接するピクセル間の値を等しくする・・・・・NP 困難

図 IV-3 ：マルコフ確率場の最大事後確率推定

入力画像（元画像）を Y、出力画像（補正後画像）を X とすると

$$E(X_i) = \sum_i \lambda|Y_i - X_i| + \sum_i \kappa|X_i - X_j|$$

データ項では、X_i をできるだけデータ（Y_i）に忠実になるように作用し、平滑化項は X_i の隣の X_j との差を小さくして、できるだけ滑らかになるように作用します。この式では両項を

調節して $E(x)$ ができるだけ小さくなるようにすることが課題となります。$E(x) =$ エネルギーが小さいほど $P(x) =$ 同時確率が高くなりますが、このことは同時に分布する確率が高い＝エネルギーの状態は安定＝最も低いエネルギー状態と考えると理解しやすくなります。

　$E(x)$ の最小値を得るための最適化法としてベイズの定理を用いる最大事後確率（maximum a posterior; MAP）法があります。そこでさきほどのエネルギー関数とベイズの定理式を比較してみます。

　ここでベイズの定理式の両辺に対数をとると以下のようになります。

$$\log P(\text{A}|\text{B}) = \log \frac{P(\text{B}|\text{A})P(\text{A})}{P(\text{B})} = -\log P(\text{B}) + \log P(\text{B}|\text{A}) + \log P(\text{A})$$

　事後確率は高いほどセグメンテーションの精度が高いことになるので、エネルギー問題としては最小値を求めることになり以下のように示すことができます。ここで $-\log P(\text{B})$ は $E(\text{A}|\text{B})$ の最小化に影響しないので無視することができます。

$$\text{argmax} P(\text{A}|\text{B}) = \text{argmin} E(\text{A}|\text{B}) = \text{argmin} E(\text{B}|\text{A}) + \text{argmin} E(\text{A})$$

　上式の右辺 $\text{argmin} E(\text{B}|\text{A})$ は最尤推定法と同じでさきほどの式のデータ項に相当し、$\text{argmin} E(\text{A})$ は平滑化項に相当すると考えると、さきほどの Markov の式に当てはまることがわかります。ここで気づいていただきたいのは、$\text{argmin} E(\text{A})$ は SPM では事前確率マップが用いられていることです。Markov-MAP 法においては、ノード（ボクセル）が灰白質であるかどうかを MLE で推測したのちに、事前確率マップの代わりに MRF を用いてノード（ボクセル）が滑らかになるように調整していることになります。

> ☞ VBM のセグメンテーションのときのように 2 値 (0,1) の場合、$Y_i = X_i$ のとき、X_j と X_i が等しければ、$E(X_{ij})$ は最小値 0 をとります。$Y_i \neq X_i$ のとき、X_i 周辺が滑らか（$X_i = X_j$）な場合は Y_i を X_i に変更して $E(X_i)$ が 0 になるように変更します。SPM の事前確率はボクセルの位置による確率分布を用いているのに対し、MRF では周辺ボクセルとの平滑化を用いています。

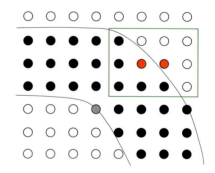

図 IV-4：マルコフ確率場理論におけるセグメンテーションの具体例

図の赤い領域を白にするか黒にするかマルコフ確率場理論で解いてみる。組み合わせは白–白、白–黒、黒–白、黒–黒の 4 通り。

　ここで MRF を理解するために画像を例にして考えてみます。図 IV-4 の赤いボクセルが $Y_i \neq X_i$ のとき、Markov がどのように作用するかを考えてみます。赤いボクセルとクリーク関係にあるボクセルの値が違う場合にそのリンクを赤い線で表し、その数をカウントします。赤いボクセルの周

辺が固定（$Y_i = X_i$）されているとき、この2つのボクセルを変更する組み合わせは4通りですが、1st order の場合、そのうち3通りは赤線数が5となります（図IV-5-1）。次に斜めの線 2nd order も含めて考えると、赤線数が最も少ない9となるのは1通りで、このパターンが最もエネルギーが低い（平滑化される）ことがわかります（図IV-5-2）。結果として滑らかな境界を得ることができます（図IV-5-3）。このようなアルゴリズムは画像の境界線で線を引くグラフカットの理論と同じで、図の白丸と黒丸の間に境界線を引く場合に跨ぐ赤線の数を最も少なくすることにより境界線が滑らかになります（図IV-5-4）。

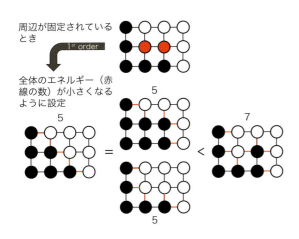

図 IV-5-1 ： 1st order

縦と横の線で周囲のノードとの関係を調べると、黒白、黒黒、白白の場合は赤線が5本であるのに対し、白黒の場合は7本となりエネルギーは高くなってしまう。

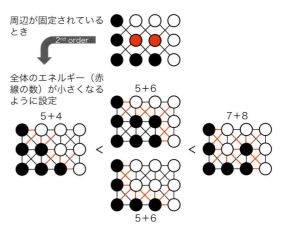

図 IV-5-2 ： 2nd order

さらに斜めの線を引いて考えると黒白の場合が最も赤線が少なくなる。すなわち周辺の固定化されたノードに対して最も安定した状態となる。

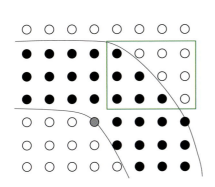

図 IV-5-3 ：マルコフ確率場理論の結果

結果として滑らかな境界を形成することになる。

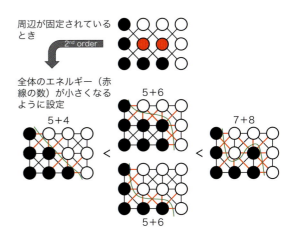

図 IV-5-4 ：グラフカット

グラフカットも基本的には同じで、境界線を滑らかにするためには赤線の通過数が少なくなるように線を引いている。

Ⅴ. 線形モデル

1. 一般線形モデル（general linear model）

　一般線形モデルでは残差を含め、すべての変数が正規分布に従うと仮定しています。これに対し2項分布やPoisson分布など変数が正規分布にならない場合は、一般化線形モデル（generalized linear model）を使うことになります。
　一般線形モデルを行列式（したがって大文字になります）で表すと、

$$Y = XB + E$$

　Y；従属変数行列、X；デザイン行列 or 計画行列、B；パラメーターの行列（回帰係数）、E；残差行列

　一般線形モデルは表V-1のように多様な統計分析を扱うことができます。説明変数（explanatory variable）は独立変数（independent variable）や予測変数（predictor variable）とも呼ばれます。共変量（covariate）は、従属変数に影響を及ぼす可能性のある量的な説明変数（質的な場合は"要因"と呼ばれます）を意味しています。複数ある説明変数の中で興味のあるものを説明変数、興味のないものは共変量として従属変数への影響を取り除く必要があります。このように調整のための共変量をSPMではcovariate of no interest、nuisance variableなどと表現します。同様に従属変数への影響を取り除く必要あるものに交絡変数（confounding variable）がありますが、この場合は従属変数と説明変数の双方に影響し、かつ、その中間的因子でない場合を言います（図V-1）。

表 V-1：変数と対応する検定法

従属変数の数	説明変数の数	説明変数の種類	対応する検定／分析手法
1	1	量的変数	単回帰分析 回帰係数の検定 相関係数の検定
1	1	ダミー変数	単回帰分析 回帰係数の検定 分散分析 独立な2群の平均値差の検定
1	1or 複数	質的変数	分散分析
1	複数	量的変数	重回帰分析
1	複数	量的変数と質的変数が混在	共分散分析
複数	1 or 複数	潜在変数	因子分析

第 1 章　理論編

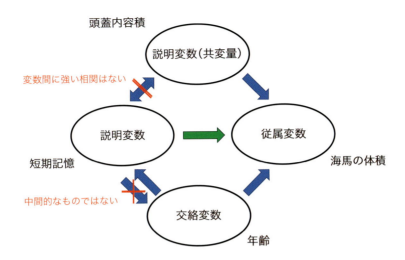

図 V-1：交絡変数と説明変数の違い

説明変数、従属変数、共変量、交絡変数の関係を示す。共変量は説明変数とは強い相関はないが、従属変数に影響する可能性があるので、検定の際にはその影響を取り除く必要がある。交絡変数も同様に従属変数に影響する可能性があるため、検定の際には取り除く必要がある。交絡変数は説明変数にも影響を与えるが、説明変数からは影響を受けない。すなわち説明変数と従属変数の間の中間的な変数にはならないものを言う。

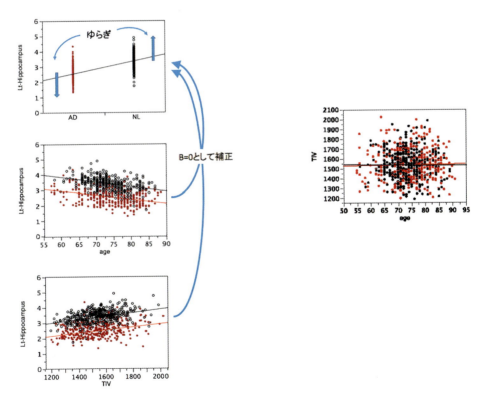

図 V-2：海馬の体積に対する共変量の具体例

アルツハイマー病患者（AD）と健常者（NL）における左海馬の体積の有意差検定を考えた場合、年齢と頭蓋内容積（TIV）はどちらも左海馬の体積に影響を与えているので、その影響を取り除く必要がある。一方、年齢と TIV との間には相関はないので、交互作用として扱う必要はない。

例えば海馬の体積（y_{vol}）をアルツハイマー病患者と健常者で比較する場合、疾患（class）、頭蓋内容積（TIV）、年齢（age）が海馬の体積に影響すると予想できます（図 V-2）。

回帰分析モデルでは、次式のような1次結合として表せます。

$$y_{\text{vol}} = \beta_{\text{class}} \cdot x_{\text{class}} + \beta_{\text{TIV}} \cdot x_{\text{TIV}} + \beta_{\text{age}} \cdot x_{\text{age}} + c + \varepsilon$$

ここでの c は最小二乗法で残差を最小にするようにフィットさせた回帰直線から得られる y 切片の値、ε は残差（観測誤差）です。

疾患による体積の差を調べたいとき、TIV と age は共変量として影響を取り除く必要があるので、それぞれの傾き（β）に対するコントラスト行列を（１ ０ ０）とします。

$$Y = \begin{pmatrix} x_{1\text{class}} & x_{1\text{TIV}} & x_{1\text{age}} \\ \vdots & \vdots & \vdots \\ x_{n\text{class}} & x_{n\text{TIV}} & x_{n\text{age}} \end{pmatrix} \times \begin{pmatrix} \beta_{\text{class}} \\ \beta_{\text{TIV}} \\ \beta_{\text{age}} \end{pmatrix} \times (1\ 0\ 0) + \begin{pmatrix} c_1 \\ \vdots \\ c_n \end{pmatrix} + \begin{pmatrix} \varepsilon_1 \\ \vdots \\ \varepsilon_n \end{pmatrix}$$

t 値は次式によって求められます。

$$t = \frac{\text{直線の傾き}}{\text{傾きの標準誤差}} = \frac{\text{直線の傾き}}{\text{残差の標準誤差}}$$

傾きの標準誤差は残差の標準誤差になります。データの組 (x, y) の母集団の平均が直線上にあり、そこから Y 方向に、X によらない一定の分散の分布をしているとします（図 V-3）。n 個の標本を取り出して $y = \beta x + c + \varepsilon$ という直線による最小2乗法による回帰を行うと、その回帰直線からの分散の総和 D_2 は確率変数となります。その期待値は傾きと切片により自由度が2つ失われるので、

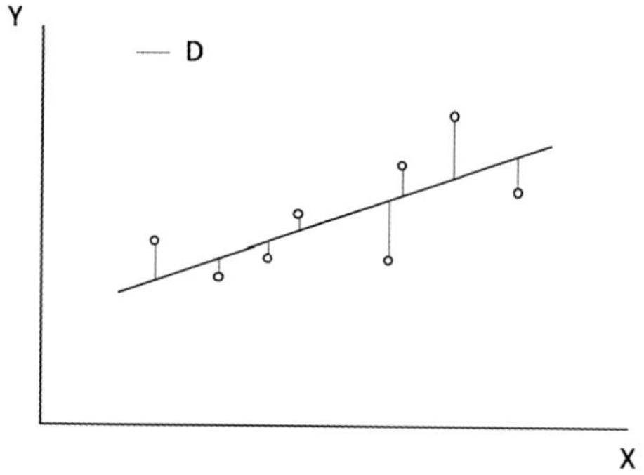

図 V-3：線形モデルにおける分散

$$\sigma^2 \equiv \frac{D_2}{n-2} = \frac{1}{n-2} \sum (\varepsilon)^2 = \frac{1}{n-2} \sum (y - \beta x - c)^2$$

傾きの標準誤差は、以下になります。

$$\sigma = \sqrt{\frac{D_2}{n-2}} = \sqrt{\frac{1}{n-2} \sum (y - \beta x - c)^2}$$

2群比較の場合はそれぞれの平均値（$\bar{v}_c, \bar{v}_p$）の差と標準誤差から t 値を求めることになります。

両群の平均値の差は $\bar{v}_c - \bar{v}_p$ となりますが、これを行列で書き換えると $\begin{pmatrix} \bar{v}_c \\ \bar{v}_p \end{pmatrix} \times (1\ \ -1)$ となるので、2群比較の t 値は次式のように表せます。

$$t = \frac{\text{疾患群の平均体積} - \text{対照群の平均体積}}{\text{標準誤差}} = \frac{\begin{pmatrix} \bar{v}_c \\ \bar{v}_p \end{pmatrix} \times \begin{pmatrix} 1 & -1 \end{pmatrix}}{\text{標準誤差}}$$

2. 一般化線形モデル (generalized linear model)

　Y が正規分布でなく2項分布やポアソン（Poisson）分布の場合には一般化線形モデルが用いられます。これは共変量（説明変数）を特定の関数で変形すると、一般線形モデルのように1次結合として表せる場合に用いることができます。

　例えば、Y が患者か健常者の2項分布の場合は、ロジスティック回帰モデルを使います。ある被験者 i がアルツハイマー病である確率を p_i として、その共変量（例えば海馬の体積）を x_i としたとき、y_i はベルヌーイ（Bernulli）の分布 $\mathrm{Be}(p_i)$ に従います。

$$Y_{\text{class}} \sim \mathrm{Be}(p_i),\ f(x;p) = p_i^{x_i} \cdot q_i^{1-x_i} \quad x \in (0,1)$$

$$\log(y) = \log\left(\frac{p}{1-p}\right) x + \log(1-p)$$

このように1次結合として表せます。

　上式の $\left(\dfrac{p}{1-p}\right)$ は odds として知られています。また、$\log\left(\dfrac{p}{1-p}\right)$ は対数 odds と呼ばれ、この数式の傾きに相当します。対数 odds はロジット関数として次のように表します。

$$\mathrm{logit}(p) = \log\left(\frac{p}{1-p}\right)$$

ロジット関数はロジスティック関数 $\mathrm{logistic}(p) = \dfrac{1}{1+\exp(-\alpha-\beta x)}$ の逆関数になります。

$$y = \frac{1}{1+e^{(-\alpha-\beta x)}}$$ とした場合、$\mathrm{logit}(y) = \alpha + \beta x$ となります。

ポアソン分布の場合

　従属変数が一定時間に発生する頻度の場合は、ポアソン分布になっている可能性があります。事象が単位時間あたりに平均して λ 回起こる現象が、単位時間に x 回起きる確率は、

$$P(y) = \frac{\lambda^y}{y!} e^{-\lambda}$$

ここで観察された y_i は平均 λ_i に従うポアソン分布から生成されたと考え、

$$\lambda_i = \exp(a + bx_i)$$

と置き換えるとポアソン分布に従うデータを回帰分析することができます。
対数をとると次式のようになります。

$$\log \lambda_i = a + bx_i$$

この式の左辺を対数リンク関数、右辺を線形予測子と呼びます。

3. 交互作用（interaction）

　独立変数（x_1）が従属変数に与える効果が他の独立変数（x_2）によっても影響される場合に、x_1 と x_2 には交互作用があることになります。交絡と異なり交互作用は線形モデルから取り除くべきものではありません。カテゴリー変数が含まれる交互作用では多元配置の分散分析（ANOVA）が使われますが、一般線形モデルではどのように扱うのでしょうか？
　一般線形モデルでは交互作用は独立変数の積（$x_1 \cdot x_2$）として扱います。例えば世代によってTIVに差がある場合（新しい世代ほど進化によって脳が大きいかもしれません）には、TIVと年齢に交互作用があり海馬の体積に影響する可能性があります。
　この場合一般線形モデルでは次式のように表します。

$$y_{\text{vol}} = \beta_{\text{class}} \cdot x_{\text{class}} + \beta_{\text{TIV}} \cdot x_{\text{TIV}} + \beta_{\text{age}} \cdot x_{\text{age}} + \beta_{\text{TIV}*\text{age}} \cdot x_{\text{TIV}*\text{age}} + c + \varepsilon$$

　式で赤字の部分を主効果、青字の部分を交互作用と呼びます（class はコントラストとして想定しています）。
　ここで注意していただきたいのは、共変量の数が増えると自由度が減るので標準誤差が大きくなる、すなわち検定力が減ることです。論文では、共変量同士の交互作用をどのように扱ったかを明らかにしておく必要がありますが、交互作用が明らかでない場合にはそのことを記載し、検定の際には共変量に含めない方がよいということになります。
　独立変数間に交互作用があるかないかを調べるためには、縦軸に従属変数、横軸に独立変数をとり、その回帰直線の傾きで判断できます。図 V-2 のサンプルでは年齢と TIV の相関直線の傾きが水平に近いことから $\beta_{\text{TIV}*\text{age}} = 0$ となりそうです。
　有意かどうかは、$t = \dfrac{\text{直線の傾き}}{\text{傾きの標準誤差}}$ から得られた t 値とサンプル数からの自由度で p 値を求めます。
　このサンプルでは全体のときの p 値 $= 0.259$、AD 群の p 値 $= 0.721$、健常者群の p 値 $= 0.675$ であり、交互作用は考慮しなくてもよいことがわかります。

VI. SPMにおける統計学

　SPMではFamilywise error rate（FWER）とfalse discovery rate（FDR）がよく使われます。FWERを実行する方法としてrandom field theory（RFT）とpermutation testが知られていますが、RFTよりもpermutation testの方がより正確なp値が得られます。SPM8以降ではクラスターレベルのFDR補正としてtopological FDRが使われるようになり、従来のボクセルレベルのFDRはdefaultでは使えなくなっています（BAADではFDRが使えるようにしています）。クラスターレベルの検定は設定する閾値によって扱うクラスターの数が異なるため、threshold-free cluster enhancement（TFCE）という方法が考案されています。VBMの場合はRFTにおけるnon-smoothness（non-stationary）の問題があり、クラスターレベルの検定には注意が必要です。学術的論文では多重検定を正しく扱っていることが要求されるので、SPMの結果から正しい結論が導き出せるようRFTの欠点も含めて十分理解しておく必要があります。また研究のデザインとして、多重検定は極力避けるように工夫する必要があることは言うまでもありません。

1. 検定の多重性問題

　SPMの結果を正しく解釈するためには**検定の多重性の問題**や**random field theory（RFT）**を理解する必要があります。なぜVBMにおける検定の際にfamilywise errorによる補正が必要なのでしょうか？　SPMでt–検定を実施するとボクセルごとにt値が得られます。統計学的に"有意"なボクセルを見つけるためには、大きく外れるボクセルを検定閾値まで選択すればよいことになります。統計学では有意水準に$p < 0.05$を使うことが多いので、t–分布のうち片側の上位5％のボクセルを選択すればよいかと言えば、以下に述べる理由によりそうはなりません。

　ある検査における偽陽性の確率が5％の場合、これは100個のうち5個が偶然に陽性として選択されることになります。同じ検査を2回繰り返すと、最大で10個が偶然に陽性となります。**それぞれ独立した反応を示すボクセル**を調べる際に1つのボクセルの偽陽性の確率が5％の場合、2つのボクセルを調べるとどちらかのボクセルが偽陽性になる確率は約10％になります。このようにfunctional MRやVBMにおいて偶然に"陽性"となるボクセルの数は調べるボクセルの数に応じて多くなります。偽陽性の確率を5％に制限（$\alpha < 0.05$）しても、検査の対象となるボクセルの数が100万の場合、5万ものボクセルに偽陽性の可能性が存在することになります。あるfunctional MRの実験において、鮭に人間の画像を見せてSPMで解析したところ、検定閾値を$p < 0.001$（多重検定の補正なし）に設定した場合、3ボクセルが陽性と

Does dead fish dream?

The salmon was approximately 18 inches long, weighed 1.7kg, and was not alive at the time of scanning.

The salmon was shown a series of photographs depicting human individuals in social situations with a specified emotional valence.

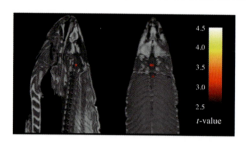

A t-contrast was used to test for regions with significant BOLD signal change during the photo condition compared to rest. The parameters for this comparison were t(131) > 3.15, p(uncorrected) < 0.001, 3 voxel extent threshold.

図 VI-1：死んだ鮭は夢を見ている？

鮭（死んでいる）に人の顔を見せたときの脳の反応を $P < 0.001$ で検定した結果を示している。Functional MRI の論文でよくある補正なしの $P < 0.001$ の結果は偽陽性の可能性が高いことを示している。

して検出されました（図 VI-1　https://teenspecies.github.io/pdfs/NeuralCorrelates.pdf）。これは鮭が人間を見たときに反応する脳の領域と解釈できるのでしょうか？　実はこの鮭は死んでおり、$p < 0.001$ で統計学的に有意とされた 3 つのボクセルは偽陽性のはずです。このような偽陽性を制御するためには SPM の検定においても多重検定の補正が重要であることを示唆した事例と言えます。

　統計学では複数の検定を行う場合、これを 1 連の検定（family）として扱います。すなわち検定の有意水準は "family" に対して設定します。Familywise error rate (FWER) とは、多重検定の際にすべての事象の中で少なくとも 1 つの偽陽性が出る確率を意味しており、100 万個のボクセルを扱う検定で FWER < 0.05 とは、100 万個のボクセルの中で 1 つでも偽陽性が出てくる確率を 5% 未満に抑えることを意味します。

　それでは FWER で補正を行えば問題はないかと言うとそう簡単ではありません。多重検定の補正で第 1 種の過誤（偽陽性）を厳しく制御すると、偽陰性の率（第 2 種の過誤）が多くなってしまう可能性があります。検定の目的は真の陽性をすべて見つけることであるため、偽陽性を制御しつつ検出力の低下をいかにして防ぐかが重要となります。画像の検定でボクセル数が多いほど補正は厳しくなることを説明しましたが、これは厳密に言うと正しくありません。本来ボクセルの大きさ（数）は空間分解能にかかわる MR 撮像上の設定であって、このような撮像条件が多重検定の補正に影響することはないはずです。VBM や functional MRI で扱う事

象の空間的な広がりは撮像時の1ボクセルよりも大きい（複数のボクセルに跨がっている）はずで、不必要に全ボクセル数で多重検定の補正をするのは検定力の低下を招くので避けるべきです。脳に起こる事象は解剖学的あるいは神経細胞のネットワークとしてまとまって発生するものであり、ボクセル間には互いに共通する**空間的自己相関（spatial autocorrelation）**があると推定されます。多重比較で補正の対象となる事象の数は、空間的自己相関によってまとまっている**ボクセルの集合体（クラスター）**と考える方が現実的で、この方が補正すべき事象数が減るので検出感度は改善します。RFTでは確率場におけるこの集合体の数を**リセル（resel, resolution element）数**として予測し、多重検定の補正に用いています。

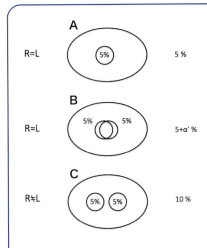

図 VI-2：多重検定におけるクラスターの独立性の問題

☞ 多重検定においてもう1つ留意すべきことに事象（クラスター）の独立性の問題があります。SPMでは観察されるすべてのクラスターは原則として独立した事象とみなして扱います。しかしながら扱う事象によってクラスター間に相関がある場合には注意が必要です。例えばアルツハイマー病で1回目に右海馬、2回目に左海馬の萎縮の有無をそれぞれ $p < 0.05$（5%）の有意水準で調べたとします。この検査の結果、右または左の海馬が萎縮しているとされたグループの中の偽陽性（海馬に萎縮がない）の確率は最大で約10%になるので、それぞれの検定水準を2.5%ずつに補正して全体の偽陽性の確率を5%に抑える必要があります。しかしながら、もし右海馬の萎縮と左海馬の萎縮の関係が完全に一致していたとすると、右の海馬と左の海馬の偽陽性の内容は全く同じなので $p < 0.05$（5%）でどちらか一方を調べればよいことになります（図 VI-2 の A）。実際にはアルツハイマー病における海馬の萎縮は図 VI-2 の A と C の中間の状態と思われますが、図の B の α' を予測する必要があります。この例では"海馬"という解剖学的な制約をかけていますが、これは small volume correction の範囲をどのように設定するかという問題ともかかわってきます。

2. 多重検定の補正

　3群以上の標本では2群ごとの検定を繰り返すことになりますが、この繰り返しによって第1種の過誤（偽陽性）が出現する確率は増大します。例えば3群では総当たりで合計3回の

2群比較を行いますが、それぞれ1回の検定において5％の偽陽性を許容した場合、合計では$1-(1-0.05)^3 = 0.143$の確率で偽陽性が出ることになります。右のグラフ（図VI-3）は第1種の過誤が5％の危険率で起きる事象の2群比較検定をx回繰り返した際に1回でも偽陽性が出る確率を示しています。1回の検定で第1種の過誤が起きる確率をper-comparison error rate（PCER）と呼ぶのに対し、一連の検定のどこかで第1種の過誤が起きる確率をfamilywise error rate（FWER）と呼びます。SPMで表示される補正（corrected）とは、多重検定の際に第1種の過誤が起きる確率を検定の有意水準（例えばFWER $<$ 0.05）に制御していることを意味しています。

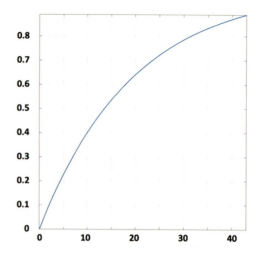

図VI-3：検定を繰り返したときの偽陽性の確率

Familywise error rate（FWER）

前述したように、多重検定の際に1回でも偽陽性が出る確率をFWERと言います。例えば有意水準をFWER $<$ 0.05とした場合は、一連の検定の中で1回でも偽陽性が出る確率を5％未満に抑えることになります。FWERを用いて検定の有意水準である閾値Pと偽陽性の確率の関係を示すと以下のようになります。

$$P^{\text{FWER}} = 1 - (1-\alpha)^n$$

nは**独立した観察回数**、αは偽陽性の頻度です。

FWERを調整する方法としては、分散分析（ANOVA）でグループ間の独立性をあらかじめF検定しておく（post hoc comparisons）Fisher's PLSD法、Games/Howell法、Scheffe法があり、分散分析を必要としないBonferroni法、Holm法、Dunnett法、Tukey-Kramer法などがあります。**Bonferroni（ボンフェローニ）法は**検定全体の有意水準（α）を検定数（n）で割った値（α/n）を個々の検定の有意水準とする方法で、例えばαを0.05で制御したい場合（有意水準5％で検定）、検定回数が5回のときの個々の有意水準は0.01（0.05÷5）に設定されます。Bonferroni法は単純で制約も少ないものの、標本数が多いと極端に検出力（感度）が落ちてしまいます。

2次元の確率画像を例にして、有意水準（$\alpha = 0.05$）おけるボクセル数とz値との関係を考えてみます。Bonferroni法で$\alpha < 0.05$に制御するための閾値Pは、128*128のマトリックスの場合、

$$P = \alpha/n = 0.05/16384 = 3.05 \times 10^{-6}, \quad z = 4.52$$

16*16 のマトリックスの場合、

$$P = 0.05/256 = 1.95 \times 10^{-4}, \quad z = 3.55$$

となります。

> ☞ これらの計算はエクセルの TINV 関数を用いて、自由度を無限大に近い値にして z 値を求めます。

このように確率画像では偽陽性の頻度（α error rate）を制御するための有意水準は、検定に用いるボクセルの数が増えると検定は厳しくなります。しかしながら、fMR や VBM で観察される事象はボクセル単位ではなく、機能あるいは解剖学的にまとまった単位として出現するはずであり、多重検定の補正はボクセル単位ではなく確率場に存在する"まとまった単位"、すなわちクラスターで補正すべきです。このため SPM では多重検定の補正に RFT を導入し、クラスターの数を予測して検定力を改善するよう工夫されています。

Random Field Theory （RFT）

VBM や fMR で得られる確率画像には隣接するボクセルの集合体（クラスター）、すなわち隣接し合うボクセル同士に空間的自己相関が存在しています。FWER で α を制御するためには確率場に存在するクラスターの数を知る必要がありますが、図 VI-4 に示すようにクラスター数は設定する閾値（μ）によって変化します。そこで RFT では事前に閾値（μ）とクラスター数との関係を予測することによって検定水準の補正をしています。これは SPM でしばしば $P_{\text{FWE-corr}}$ と表記されます。具体的には多重検定の有意水準を $\alpha < 0.05$ とした際には、RFT で予測されるクラスター数（SPM では expected number of clusters と表示されます）を 0.05 に設定したときの閾値を超えるクラスターの存在を探すことになります。この際、閾値はクラスターの高さ（peak-level）あるいは大きさ（cluster-level）の 2 種類が設定されています。

RFT においては、確率場において予測されるクラスター数（n）はリセル数（number of resels）として示されます。Resel とは "resolution element" から作られた造語ですが、論文などの記述で "resel" がリセル数を意味しているのか、1 つのリセルの大きさを意味して使われているのかまぎらわしい場合がありますので注意してください。リセル数は予測される**独立事象の数**と解釈されるので、この値が大きいと多重検定は厳しくなります。逆にリセルが大きいと全体積（脳）におけるリセル数は小さくなるので検定は緩くなります（感度はよくなります）。

SPM における検定結果を解釈する上で、RFT はいくつかの仮定の上で成立していることを知っておく必要があります。

確率場のクラスター数は閾値 (t または z) によって変動する

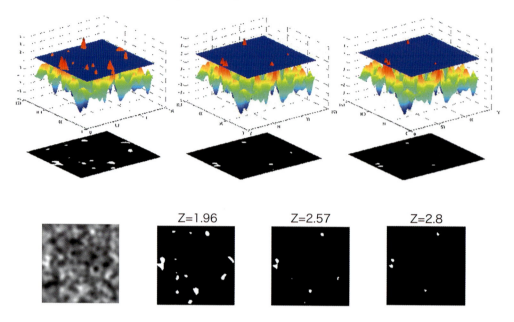

図 VI-4：Random Field Theory の概念図

確率場におけるランダム（無意味）な山と谷を上空からながめた場合、検定閾値はこれらの山がすべて隠れるぎりぎりの高さに設定すればよいことになる（閾値が高すぎると偽陰性が多くなってしまう）。Familywise error rate < 0.05 では 0.05 個の山が見える程度に検定閾値を設定している。この閾値を超えて高い山（クラスター）を形成する場合にはなんらかの意味がある（有意）と推測できる。

RFT の前提条件とは、

1. ボクセルのもつ変数は多変量ガウス分布（multivariate Gaussian）である。
2. ボクセル変数の空間的自己相関（spatial autocorrelation）は 2 回偏微分が可能（＝ヘッセ行列を作成できる）であること。自己相関とは距離が近いほど強く関係し合うことであるが、必ずしも Gaussian 分布でなくてもよい。
3. 適度な smoothing がされている。
4. 扱っているデータは 'stationary' であること。

これらの前提の中で重要なのは 4. の stationary です。実際にはリセルの大きさは脳の部位によって異なる（non-stationary）ことから、クラスターの大きさで検定した場合の感度は脳の部位によって異なることになります。確率場が平坦（smooth）な領域においてはクラスターが大きくなる傾向にあり、クラスター検定では偽陽性である確率が高くなり、'rough' な領域ではクラスターは小さくなるため、偽陰性の確率が高くなります。VBM においては 'non-stationary' の影響を受けやすく、cluster-level での検定結果を採用する際には注意が必要です（あまり推奨されていません）。

☞ Non-stationary の補正をしたい場合は、spm_defaults.m の中にある defaults.stats.rft.nonstat を 0 から 1 に変更しておく必要があります。BAAD では検定の際にボタンが表示され、補正をするかどうか選択することができます。

Smoothing

RFT では"適度な smoothing がされている"ことが前提ですが、smoothing とは隣接するボクセル同士を互いに平均化することで、通常は full width at half maximum（FWHM）を 3 ボクセルサイズ以上に設定します。例えば SPM で標準的なボクセルのサイズは 1.5mm なので、FWHM は 4.5mm 以上に設定します。Smoothing は図 VI-5 のように検定力の改善につながります。また、図 VI-6 のように low pass filter として作用し signal to noise ratio（SNR）が改善します。RFT では error distribution が正規分布であることを仮定しているので、このためにも Gaussian function で smoothing しておく必要があります。被験者が複数の場合には、smoothing は解剖学的な個体差の filtering にもなっています。

Smoothing は空間分解能を低下させるので、小さなクラスターは埋もれてしまい、クラスター同士が近いと融合してしまう可能性があります。また実際には、脳の領域によって必要とされる smoothing の FWHM は異なるはずです。

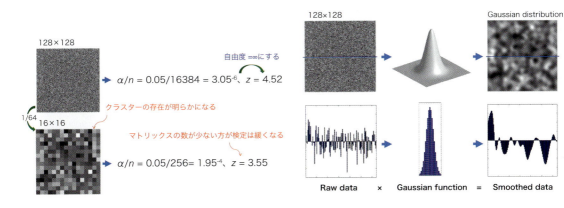

図 VI-5：マトリックスの減少にともなう検定閾値の変化
MR 画像のマトリックス数を減らすと検定閾値は低く設定できる。

図 VI-6：クラスター同定におけるスムージングの効果
Smoothing によりクラスターの形成が明らかになる。

☞ ここでの smoothing の FWHM の値と後述の確率場の 'smoothness' における FWHM は異なるので注意してください。確率場の 'smoothness' とは、クラスターの"滑らかさ"や 1 つ 1 つのクラスターの大きさや均一性に関係しており、FWHM はリセルの大きさとして示されます。

Stationary

確率場（random field）のFWHMが均一であることを'stationary'と呼び、RFTではこの状態が前提となっています。実際のほとんどの確率場は'non-stationary'の可能性が高く、検定感度は脳の部位によって異なります。例えばVBMの場合、深部白質や灰白質、島回などは他の領域よりも相対的にリセルが大きい（確率場がsmooth）ことが多いので（図VI-7）、検定で陽性になりやすいと考えられます。このような確率場の不均一性を補正する方法が開発されています（図VI-8）[1]。

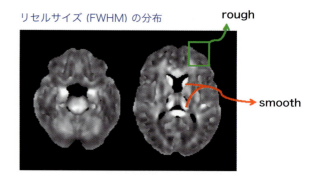

図VI-7：クラスターレベル検定の際にはnon-stationaryの影響に注意

アルツハイマー病患者と健常者をt−検定した際のリセルサイズの分布。海馬、視床、尾状核、脳梁などは確率場がsmoothであるためcluster-level検定では有意になりやすい。一般に、VBMの方がfunctional MRIよりも確率場はnon-stationaryであることが多い。

> ☞ 自分の扱っているデータのstationaryを調べるためには、SPMで出力されているRPV.img（RPV=R/voxels）を使います。RPV imageは局所の"roughness"を示しています。また領域ごとのFWHMを調べるためには、FWHM = RPV.^(−1/3)となり、これはSPMのImCalcで計算することができます。

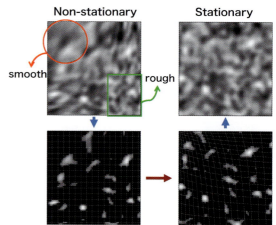

Hayasaka S., et al., NeuroImage, 2004

図VI-8：確率場の補正（文献1より）

Cluster-levelで検定（クラスターが大きいほど有意）する際には、stationary補正をする必要がある（BAADに搭載）。

Stationaryを理解するために、確率場のFWHMあるいはリセルとはどのようなものかを考えてみます。

RFTでは、確率場に存在するクラスターの数はオイラー標数（χ_μ）を用いて推測しています。このために、図VI-9に示すように確率場はガウス分布の集合体と考え、これに格子を当てはめて多面体の頂点数をオイラーの定理から推測します。

$$\text{閾値}\mu\text{におけるオイラー標数} \quad \chi_\mu = (\text{クラスター数}) - (\text{穴の数})$$

クラスター群の高さのピーク値に近い高い閾値（μ）を設定した場合には、図VI-4からもわかるように穴の数は考慮する必要がなく、$\chi_\mu = 0 \text{ or } 1$となります。FWERでは1回でも偽

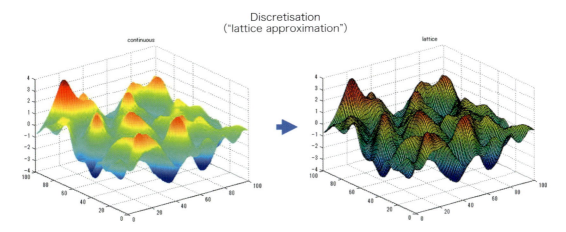

図VI-9：RFTでははじめに確率場のクラスターを多面体としてとらえ、その頂点数をオイラーの定理から予測する

陽性が出る確率を制御しているため、この閾値におけるクラスターが偽陽性である確率を制御（例えば $\chi_\mu = p < 0.05$）することになります。

$$P_{\text{FWE}} = \Pr\{\max T_i \geq \mu\} \approx \Pr\{\chi_\mu > 0\} \approx E\{\chi_\mu\}$$

閾値μよりも大きい値をとるクラスター（number of maxima）

1個でも偽陽性が出る確率

このように検定閾値（例えば0.05）とRFTで予測されるクラスターの数は等しくなります。ここでFWER＝オイラー標数＝0.05を考えてみます。例えば、アルツハイマー病における萎縮領域の検定閾値を考えている場合を想定します。空間的自己相関による確率場のクラスターの山々の形成がアルツハイマー病とは関係ない理由（例えば、年齢や性別、頭蓋内容積など）によるものとした場合、どの山のピークも意味のないものなので検定閾値を超えては困ります。したがって一番高い山の頂上に閾値を設定する必要があります。オイラー標数はランダムな確率場における閾値とピークの数を予測しているので、5％程度の偽陽性の確率（0.05個まで）は許すといったところで閾値を決めていることになります。今度はアルツハイマー病を因子としてクラスターを形成させ、先ほど設定した閾値を超えるクラスターを真の陽性と考えればよいことになります。

Gaussian random fieldのとき、オイラー標数の期待値 $E[\chi_\mu]$ と閾値（μ）との間には以下の関係が成り立ちます。

オイラー標数の期待値（3次元の場合）

$$P_{\text{FWE}} \approx E[\chi_\mu] \approx \lambda(\Omega) |\Lambda|^{\frac{1}{2}} (\mu^2 - 1) \exp\left(-\frac{\mu^2}{2}\right) / (2\pi)^2 \qquad \cdots\cdots (式1)$$

$\lambda(\Omega)$ は検索範囲の大きさで、これが大きいと P_{FWE} が大きくなり検定は厳しくなります。

Roughness $|\Lambda|^{1/2}$ が減少 (smoothness が増加) すると P_{FWE} は小さくなり検定は緩くなります。

$$|\Lambda|^{1/2} = \frac{(4\log 2)^{3/2}}{\text{FWHM}_x \text{FWHM}_y \text{FWHM}_z}$$

$$R_3 = \frac{\delta(\Omega)}{\text{FWHM}_x \text{FWHM}_y \text{FWHM}_z}$$

式 1 は次式のように書き換えられます。

$$E[\chi_\mu] = R(4\ln 2)(2\pi)^{-3/2} z \exp(-z^2/2)$$

この式の R はリセル数のことで、1 つのリセルの体積 $\text{Rvol} = \text{FWHM} xyz$ で解析対象の体積を割った値として示されます。

$$R = \text{Vol}/(\text{FWHM}x, y, z)$$

1 つのリセルの体積（ml or voxels）が大きいほどリセル数（R）は少なくなり、検定は緩くなります（検定感度が高くなる）。

α を 0.05 に制御するということは、閾値（例えば z 値）を調整して 1 つでもクラスターができるようにした場合に偽陽性が出る確率を 0.05 にするということなので、$E[\chi_\mu]$ を 0.05 に制御することに等しいことになります。

$$\alpha = E[\chi_\mu] = R(4\ln 2)(2\pi)^{-3/2} z \exp(-z^2/2)$$

したがって、R がわかれば z 値がわかることになります。

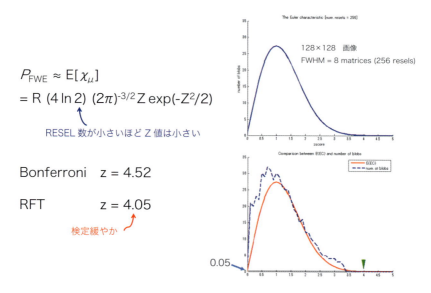

図 VI-10：リセル数を 256 にした際のオイラー標数と z 値の関係

図の破線は実際のクラスター数をプロットしたもの。検定閾値はオイラー標数が 0.05 になる z 値としている。

ちなみに、図 VI-10 は $R = 100$ のときの $E[\chi_\mu]$ と閾値 z との関係を示します。確率場における閾値とクラスターの数をオイラーの定理から予測した式を図の上、実際のクラスターの数を図の下の破線で示しています。

False discovery rate（FDR）

Classical FDR；Benjamini & Hochberg（BH）法

FDR は「全体で棄却された仮説の数」（TP + FP）の中で「誤って棄却された真の仮説の数」（FP）の割合の期待値で、多重検定ではこの期待値を制御することになります。FDR 法の利点は独立事象の数や確率場の smoothness に影響されずに多重検定が実施できることです。FDR では真に陽性のものが少ないと緩く、多いと相対的に厳しい検定となります。

Bonferroni 法による FWER の調整は、真に陰性であるもの（true negative & false positive; TN + FP）のうち偽陽性の割合 FP/(TN + FP) をコントロールしていることになります。FDR はある程度 α エラー（偽陽性）を許容して β エラー（偽陰性）の可能性を小さくするために考案されました。実際には陽性（discovery）とされたもののうち、偽陽性（false discovery）であるものの割合 FP/(TP + FP) をグループ全体の α で制御しています。これらのことを式で表すと以下のようになります。

$$\mathrm{FWER} = \Pr[\mathrm{FP} > 0] \leq \alpha$$

$$\mathrm{FDR} = \mathrm{E}[\mathrm{FP}/(\mathrm{FP} + \mathrm{TP})] \leq \alpha \qquad \mathrm{Pr};\ 確率、\mathrm{E};期待値$$

> ☞ このように FWER は「確率」で FDR は「期待値」ですが、期待値とは確率変数から得られる値になります。これは FDR においては $p \leq \alpha$ となる帰無仮説の数の期待値（通常は $\alpha \times n$、n は帰無仮説の数）を計算するためです。

ここで差のない 2 つの母集団からそれぞれ無作為にサンプルを抽出して検定を繰り返すことを想定してみます。もともと差はないのですが、抽出の際に偶然 2 つの母集団のそれぞれ反対側（高い側 vs 低い側）を抽出する可能性もあり p 値（帰無仮説が成立する確率）は変動しますが、抽出を繰り返すことにより p 値は一様分布になるはずです（図 VI-11、A）。不思議に思うかもしれませんが、このように**本当は差がなくても p 値が棄却域に達することが一定の割合で起こります**。

もし、2 つの母集団に差がある場合には帰無仮説が成立する確率は低くなるはずなので、小さな p 値の頻度は高くなるはずです（図 VI-11、B）。

FDR を調整する Benjamini & Hochberg（BH）法では、まず n 回の検定ごとの p 値を小さ

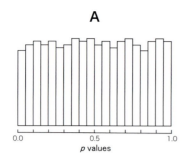 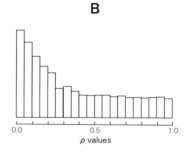

図 VI-11：p 値のヒストグラム

サイコロの目のように6面の確率が同じ場合にはAのように一様分布する。サイコロに細工がしてある場合には特定の目の出る確率が高くなるため、Bのように一様分布しない。

い順に1からnまで番号を振って並べます。FDRをqとすると、$p_i < q \times (i/n)$を満たすとき、$p_1, p_2, \ldots p_i$までを有意（帰無仮説を棄却）とします。ただしこの際の手順は、p値の高いものから順に検討します（linear step-up procedure）。これをグラフ（図VI-12）にして考えてみます。グラフは縦軸にp値、横軸にi/nを設定してi番目の事象のp値をプロットしたものです。ここでπ_0はn個の事象のうち、帰無仮説が真であるもの（TN）の割合を示します。このグラフでは$p_i < q \times (i/n)$を示すプロットを緑色で示しています。p値が一様分布していない場合（2つの母集団に差がある場合）には、小

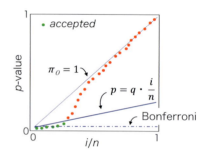

図 VI-12：FDR と Bonferroni

FDR では $p < q \cdot (i/n)$ の p 値を有意とする。図のように Bonferroni より検定は緩やかになる。

さなp値のプロットが多くなるのでグラフのようにプロットは直線状に分布せず、しばらく小さなp値のプロットが並ぶことになります。BH法ではqが検定閾値のαを超えないように制御します。

$$\text{FDR} : q = \text{E}[\text{FP}/(\text{FP}+\text{TP})] = p_i \frac{n}{i} < \alpha$$

陽性とされたもの（FP + TP）はi個存在しますが、この式の分子$p_i \cdot n$はFPの数（期待値）になります。BH法では帰無仮説がすべて正しい（2つのグループには差がない）場合にはp値は一様分布するという原理を導入しています。ここでπ_0をn個の事象のうち、帰無仮説が真であるもの（TN）の割合とします。BH法では$\pi_0 = 1$としています。

$$\text{FDR} : q = \pi_0 \cdot p_i \cdot \frac{n}{i} < \alpha$$

この式からわかるように、すべての事象に差がない場合（$i = n, \pi_0 = 1$）、FDR（q）はFWER（p）に等しいことになり、差がある場合（$i < n, \pi_0 < 1$）にはFDR$\leqq$FWERとなります。BH法では帰無仮説がすべて真（$\pi_0 = 1$）と仮定し、p値の高いものから順に検討するため、他の

FDR 法よりも保守的な結果となります。

Topological FDR

SPM8 以降では 'topological FDR' が導入されています[2),3)]。以前の SPM の FDR ではボクセルごとの p 値を扱っていました（voxel-wise）が、topological FDR では RFT に基づきそれぞれクラスターのピーク（peak-wise）と大きさ（cluster-wise）での FDR を実施しています。確率場におけるリセル（予測されるクラスター数）決定のため、まず任意の閾値（ad hoc threshold、default では $\mu > 2.5$）を設定し、クラスターごとの p 値（uncorrected p-value）を小さい順に配列することにより BH 法で q 値を求めます。以前の FDR と比べると偽陽性の混入が少なくなり、特に cluster-level では FWER よりも真陽性の検出力が高くなります。

ある閾値 μ の条件下におけるクラスター群 Z を想定した場合、クラスターの出現する確率は変数 z に対して以下の式で示されます。

$$p_\mu(z) = p(Z > z | Z > \mu) = \frac{p(Z > z)}{p(Z > \mu)} \quad \cdots\cdots (\text{式 2})$$

この式は以下で近似できます。

$$p_\mu(z) \approx \frac{EC_D(z)}{EC_D(\mu)} \qquad 1 \geq p_\mu(z) \geq 0$$

ここでの EC_D はオイラー変法（modified Euler method）における Euler characteristic density となります。

3 次元空間における t 検定で自由度が f の場合 EC_D は次式で示されます。

$$p(t) = \frac{(4\log_e 2)^{3/2}}{(2\pi)^2} \left(1 + \frac{t^2}{f}\right)^{-1/2(f-1)} \left(\frac{f-1}{f}t^2 - 1\right)$$

したがって式 2 は以下のようになります

$$p_\mu(z) = \frac{\left(1 + \frac{z^2}{f}\right)^{-1/2(f-1)} \left(\frac{f-1}{f}z^2 - 1\right)}{\left(1 + \frac{\mu^2}{f}\right)^{-1/2(f-1)} \left(\frac{f-1}{f}\mu^2 - 1\right)}$$

この式からわかるように初期設定閾値 μ によって得られる結果が変わるので、対象の確率場に適した μ を設定する必要があります。μ の値が高いと確率場のリセル数が少なくなり、FDR の本来の目的である検定力の改善が得られないことになります。SPM の default 値（$\mu > 2.5$）では以前の FDR と比べると検定が厳しく FWER と似たような結果となります。

> ☞ ボクセル単位の FDR を実施するためには、defaults.stats.topoFDR を 1 から 0 に変更します（当然ですが、クラスターレベルの FDR は表示されなくなります）。

3. 検定レベル

SPMの検定には以下の3種類があります（図VI-13）。一般に検定感度はSet-level＞Cluster-level＞Peak-levelと言われています[4]。

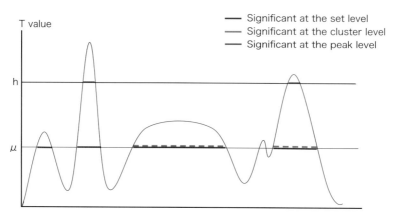

図VI-13：SPMにおける検定レベル

Set-level inference

設定された閾値（μ）を超えて存在するクラスターの数が示され、それらのクラスターが偶然に発生する確率が示されます。得られたp値がμと同等か大きければ、得られたクラスターのどれかは有意でない可能性があります。Extent thresholdでクラスターの数を調整する（小さなクラスターを除く）と検定結果は変わります。

SPM12ではLipschitz-Killing curvatureを用いて閾値に依存しない検定が実施できるようになっています。SPMのbatch editorを立ち上げ、Stats-Set Level testで実行すると結果が得られます。この方法は検定感度としては最も高くなりますが、計算に時間がかかります。

Cluster-level inference

設定された閾値（κ）よりも大きなクラスターが偶然に発生する確率が示されます。予測されるクラスターの数（リセル数）はlocal roughness$|\Lambda|^{1/2}$によって影響されます。$P_{\mathrm{FWE-corr}}$は閾値以上のリセル数で多重検定の制御をしていることになります。P_{uncorr}は多重検定の補正なし、すなわちそのクラスターの大きさのみを調べているので、実質的にはこのクラスターの大きさでのsmall volume correction（SVC）を実施したのと同じ結果になります。

Peak-level inference

設定された閾値（μ）よりも高いピーク値を示すクラスターが偶然に発生する確率が示されます。$P_{\text{FWE-corr}}$は閾値以上のリセル数で多重検定の制御をしていることになります。P_{uncorr}は、このクラスターのピークボクセルで多重補正をしていない結果ですが、偽陽性の可能性が高いためこの結果を採用することはあまりありません。

4. Permutation test（並び替え検定）

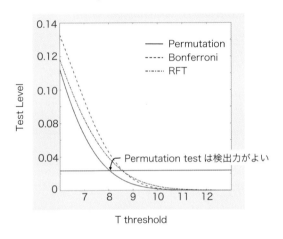

図 VI-14：各方法における検定閾値の違い

Permutation test は並び替え検定と呼ばれ、ノンパラメトリックな統計法に分類されます。検定法の多くは特定の確率分布を基にp値を推定するのに対し、permutation test では直接p値を求めるので母集団の特徴やサンプリング誤差などを気にすることなく正確なp値を求めることができ、検出力に優れています（図 VI-14、Dr.Thomas Nichols, SPM course, 2010 より）。欠点は計算に時間がかかることですが、コンピューターの高速化に伴いVBMにおいても実用可能となっています。Permutation test では検定時に属するグループの中身をランダムに入れ替えるだけなので、RFTのような幾つかの前提の制約を受けないことから好んで使われる手法になりつつあります。

　ある集団をAとBに分類した際にこのAとBの指標の差（D）が偶然かどうかを判断するために、それぞれのグループの個体数はそのままの状態でランダムにAとBの中身を入れ替えて指標差（d）を再計算します。もし本当にAとBに差があるのであれば、入れ替えることによってAとBの差は小さくなるはずです。AとBにそれぞれ6名の被験者がいたとすると、入れ替えのパターンは$12!/(6! \cdot 6!) = 924$。入れ替えたときのAとBの差（d）がDよりも大きいときの組み合わせ数が46あったとすると、$p = 46/924 = 0.05$となります。このようにpermutation test では、並び替えによって起こり得る指標値の分布を求めることにより、観測データで得られた指標値が起こり得る確率（p）を求めます。

　この例で46の組み合わせは、はじめに分類したときの組み合わせから見ると潜在的な偽陽性の確率となるので、この確率をα値（例えば0.05）で制御したときの閾値を決めることになります。VBMでは1例の全画像を入れ替えて検定を行い、ボクセルごとに閾値を決めてFWER

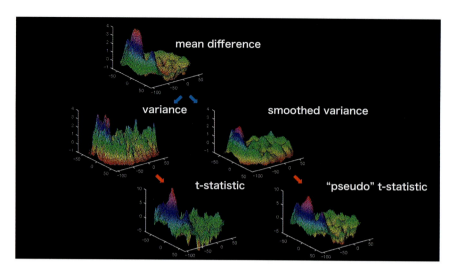

図 VI-15：Permutaion における"pseudo" t-test
分散をスムージングすることによりノイズを防ぎます。

を制御することになります。SnPM というソフトを用いれば SPM でも permutation test が可能で、BAAD にも実装されています。

　SnPM には分散（variance）を smoothing するオプションがあり、標本数が少ないときにはこのオプションを用いた方が感度はよくなります（図 VI-15　http://www.fil.ion.ucl.ac.uk/spm/course/slides10-vancouver/05b_NonParametricThresholding.pdf）。分散を smoothing した場合には"pseudo" t-statistic と呼ばれます。Permutaion test では標本が少ないと感度が悪く、多いと計算に時間がかかります。またノンパラメトリックな手法なのでパラメトリックと比べると感度が悪いといった欠点があります。

5．TFCE（Threshold-free cluster enhancement）

　クラスターレベルの検定はピークレベルの検定よりも感度がよい反面、設定する閾値（cluster-forming threshold とも呼ばれます）によってクラスターの大きさや数が異なるため、結果の解釈が難しくなります。設定の閾値を低くとると大きなクラスターの塊となり、この中のどこに真の反応があるかわかりません。逆に閾値を高くしすぎると真の反応であるクラスターを見逃す危険性が高くなります。

　TFCE は設定閾値に依存しないですべての可能性のあるクラスターをピークレベルと同様に検定する方法で、結果としてクラスターとピークを合わせた検定を実現しています（図 VI-16）[5]。TFCE は permutation test と組み合わせることにより FWER を制御する上で感度がよく信頼性の高い検定を可能にしています。

Threshold-free cluster enhancement (TFCE)

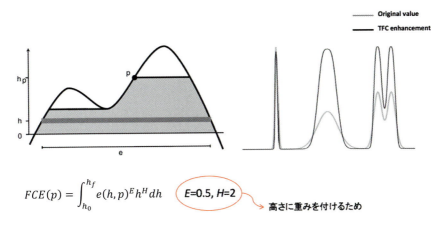

図 VI-16：TFCE（文献 5 より引用）
TFCE はクラスターレベルとピークレベルを合わせた検定を実現する。

$$\text{TFCE}(p) = \int_{h_0}^{h_f} e(h,p)^E h^H dh$$

ここで経験的に $H = 2$、$E = 0.5$ が推奨されています。これら数値は積分する上でクラスターのピークの高い側（h_c の大きい側）に重みをつけるための値ですが、この値の適正に関して詳しい検証はされていません。

参考までに MIRIAD データベースにおけるアルツハイマー病の脳萎縮の検定例を図 VI-17 に示します。

> ☞ SPM の検定結果の見方（図 VI-17）
> Height threshold：設定した有意水準を満たす t 値
> Expected voxels per cluster：RFT で予測した 1 クラスターのボクセル数
> Expected number of clusters：RFT で予測したクラスター数
> →これらの値は検査対象領域全体を多重検定した場合に使われます。
> FWEp：ピークレベルでの有意な t 値（inf のときは該当なし）
> FDRp：ピークレベルでの有意な t 値（inf のときは該当なし）
> FWEc：クラスターレベルでの有意なクラスターサイズ
> FDRc：クラスターレベルでの有意なクラスターサイズ
> $p < 0.05$
> FWHM：1 リセルの大きさ
> Volume：リセル数
> Voxel size：統計に用いた画像の解像度（1 ボクセルのサイズ）

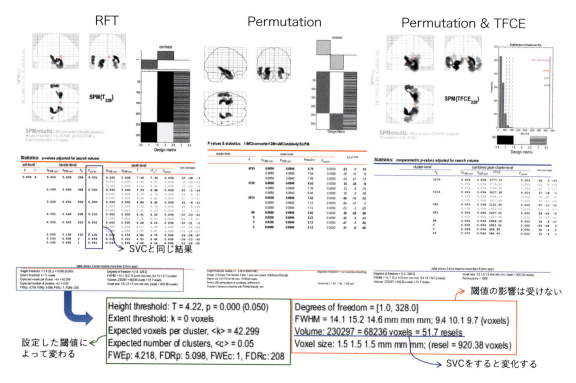

図 VI-17：MIRIAD における各検定法の結果

FWER < 0.05 に設定。したがって RFT では予測されるクラスター数は $\langle c \rangle = 0.05$ となっている。このときのピークレベルのしきい値 FWE_p は $t = 4.218$ となっている。

Small volume correction（SVC）は関心のある特定の領域に限って検定をするもので、多重比較の際の補正をしていない場合と同じ結果になります。本来、「関心のある特定の領域」は結果を見てから決めるのではなく、前もって仮説にしたがって決めておくべきものです。

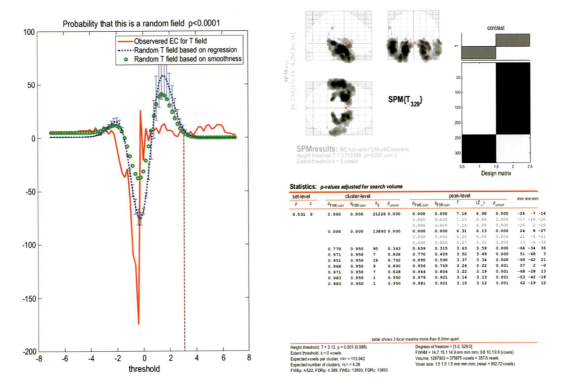

図 VI-18 : Lipschitz-Killing curvature による set-level 検定

$t = 3.115$ に検定閾値を設定した結果。

同様に Lipschitz-Killing curvature による set-level 検定の結果を図 VI-18 に示します。

VII. 座標変換

テンソル

　テンソル（tensor）と言うとベクトルのようなものを思い浮かべると思いますが、一般にテンソルは2階以上のものを指しています。依存する方向の数をテンソルの階数として示します。例えば質量や距離など大きさだけ（方向は関係しない）の場合は0階テンソル（スカラー）、大きさと方向（3次元空間では3成分の合成）を属性にもつ場合は1階テンソル（ベクトル）、応力や歪みなど線形変換に関係するものは2つの方向をもつので2階テンソル（9成分の合成）になります。

　あるN次元の座標系を $(x^m|m=1, 2, \ldots, N)$ と表記し、1つの座標 x_m の方向に1ユニットだけ移動した際のベクトル（基底ベクトル；座標軸の方向を向いている）を e_m とします。ここでの基底ベクトルは曲線や歪みのある座標系においても対応できるように、移動距離を限りなく小さくしたものを想定しています。例えば3次元のデカルト座標系（$N=3$）での基底ベクトルは互いに直交し、かつ、直進していることになります。図VII-1 のようにすべてのベクトルは基底ベクトルの合成として表すことができます。3つのベクトルの長さが1で互いに直交するとき（正規直交基底）、内積が1のときは2つのベクトルは同じもので、0のときは直交していることになりますが、これはクロネッカー（Kronecker）の δ として知られています。

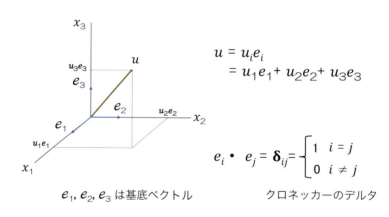

e_1, e_2, e_3 は基底ベクトル　　　クロネッカーのデルタ

図 VII-1：クロネッカーの δ

　2階テンソルは空間の方向の情報を2つもちますが、言い換えると2つの空間の情報を保持しているとも言えます。図形の変形を輪郭の移動と考えないで座標系の変換として考えます。変換先の空間はこちらの空間から見ると歪んでいることになりますが、こうすることによって応力や歪みなどの理論を扱うことができるようになります。ちなみにSPMでよく使われるワー

プ（warp）は歪めるという意味ですが、宇宙空間歪曲航法という意味もあります。

隣接した 2 つの N 次元の座標間を結ぶベクトル ds（線素）は以下のようになります。

$$ds = dx^1 e_1 + \cdots + dx^N e_N = \sum_{m=1}^{N} dx^m e_m$$

上式には "m" という suffix が上下にあるので、アインシュタインの縮約記法に従って総和記号は省略して表記します。

$$ds = dx^m e_m$$

デカルト座標系において、ある点 (x, y, z) の原点からの距離 ds は以下の式が成立します。

$$ds^2 = dx^2 + dy^2 + dz^2$$

これを N 次元空間に当てはめると、

$$ds^2 = (dx^m e_m) \cdot (dx^n e_n) = e_m \cdot e_n dx^m dx^n$$

ここで基底ベクトルを m と n にしたのは、座標系が変わったときに基底ベクトルも変化するためです。上式の $e_m \cdot e_n (= g_{mn})$ はベクトルの内積と同じ意味で**計量テンソル**（metrictensor）と呼ばれます。**計量テンソル**は基底ベクトルの内積であることから座標変換時の補正のためのパラメーターと解釈できます。また e_m は実数ベクトルであるため、g_{mn} は対称行列 $(A = A^T)$ になるので次式が成立します。

$$g_{mn} = e_m \cdot e_n = e_n \cdot e_m = g_{nm}$$

$$ds^2 = g_{mn} dx^m dx^n = g_{mn} dx^n dx^m$$

> ☞ スカラーは座標によらない量なので 0 階のテンソル、ベクトルは $A_i\ (i = 1, 2, 3, \ldots)$ で 1 階のテンソル、計量テンソル g_{mn} は 2 階のテンソルになります。スカラーの勾配はベクトル、ベクトルの勾配は 2 階テンソルになります。

3 次元デカルト座標系では、基底ベクトルは直交しているので非対角要素は 0 となり、以下のようになります。

$$g_{mn} = \begin{pmatrix} 1 & 0 & 0 \\ 0 & 1 & 0 \\ 0 & 0 & 1 \end{pmatrix}$$

3 次元直交座標系から 3 次元極座標系の場合は以下のようになります。

$$g_{mn} = \begin{pmatrix} 1 & 0 & 0 \\ 0 & r^2 & 0 \\ 0 & 0 & r^2 \sin^2 \theta \end{pmatrix}$$

ここで N 次元空間での座標変換を考えてみます。座標の変換を滑らかなものにするために微小な変化を想定します。元の座標 $(x^m | m = 1, 2, \ldots, N)$ から別の座標 $(x^{m'} | m' = 1', 2', \ldots, N')$ への微小な移動を考えた場合、$x^{m'}$ が x^m の関数とした場合の微分になるので、

$$dx^{m'} = \frac{\partial x^{m'}}{\partial x^m} dx^m$$

ここで、$\dfrac{\partial x^{m'}}{\partial x^m}$ は x^m 座標系から $x^{m'}$ 座標系へのごくわずかな移動（変換）にかかわる係数で、$\partial_m^{m'}$ のように上下の suffix を付けて表します。

$$dx^{m'} = \partial_m^{m'} dx^m$$

これは行列で表すと以下のようになります。

$$\begin{pmatrix} dx^{1'} \\ \vdots \\ dx^{N'} \end{pmatrix} = \begin{pmatrix} \partial_1^{1'} & \cdots & \partial_N^{1'} \\ \vdots & \ddots & \vdots \\ \partial_1^{N'} & \cdots & \partial_N^{N'} \end{pmatrix} \begin{pmatrix} dx^1 \\ \vdots \\ dx^N \end{pmatrix}$$

$\partial_m^{m'}$ を変換係数（transform coefficient）と呼び、これを行列で表した場合にはヤコビ行列（Jacobian matrix）とも呼ばれます。

ちなみに逆変換の場合は以下のようになります。

$$dx^m = \partial_{m'}^m dx^{m'}$$

> ☞ スカラーはベクトルの内積によって得られる量ですが、この値は座標によらない量になります。テンソルの場合も内積を表す場合には添字を上下にします。したがって、ヤコビ行列 $\partial_{m'}^m$ はスカラーの性質を持っていることを示しています。ヤコビ行列は変形勾配テンソルに相当し、変形前の体積をヤコビ行列で割ったものが変形後の体積になります。

任意のベクトル A $\left(\sum A^m e_m\right)$ を自然基底 $e_{m'}$ で展開すると、

$$A = A^m e_m = (\partial_m^{m'} A^m) e_{m'} \quad \text{あるいは} \quad A^{m'} = \partial_m^{m'} A^m$$

このように座標の基底ベクトルを e_m から $e_{m'}$ に変換することを共変（covariance）と言い、共変で生成されるベクトルを共変ベクトルと呼びます。共変と反変はどちらを基準にするかと

いった相対的なものですが、共変の場合は suffix を下に付け、反変の場合は上に付ける決まりになっています。

自然基底 e_n の双対基底（dual basis）を e^m とした場合、e^m は自然基底と直交し e_m の投影の逆数の長さをもつと定義し、次式が成立します。

$$e^m \cdot e_n = e_n \cdot e^m = \delta_n^m$$

共変基底と反変基底は互いに双対基底の関係にあります。

アフィン変換（affine transformation）

線形変換の 1 つにアフィン変換があります（図 VII-2）。平行移動、回転、拡大縮小、剪断の 4 つの要素が含まれます。剛体（rigid）変換は、平行移動、回転までの変換になります。

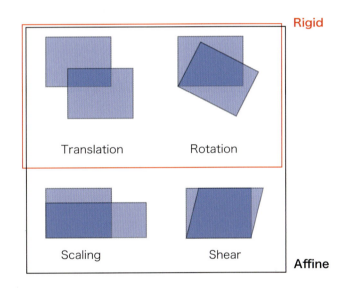

図 VII-2：アフィン変換とリジッド変換

アフィン変換は単なる位置の移動（rigid）以外に比率の異なるスケーリングや剪断効果が含まれる。

アフィン変換を行列で表すと以下のようになります。

$$\begin{pmatrix} x' \\ y' \\ z' \end{pmatrix} = \begin{pmatrix} a_{11} & a_{12} & a_{13} \\ a_{21} & a_{22} & a_{23} \\ a_{31} & a_{32} & a_{33} \end{pmatrix} \begin{pmatrix} x \\ y \\ z \end{pmatrix} + \begin{pmatrix} b_1 \\ b_2 \\ b_3 \end{pmatrix}$$

上式は積（拡大縮小）と和（平行移動）が混在しているので、次式のように積だけの式に書き換えます。

$$\begin{pmatrix} x' \\ y' \\ z' \\ 1 \end{pmatrix} = \begin{pmatrix} a_{11} & a_{12} & a_{13} & b_1 \\ a_{21} & a_{22} & a_{23} & b_2 \\ a_{31} & a_{32} & a_{33} & b_3 \\ 0 & 0 & 0 & 1 \end{pmatrix} \begin{pmatrix} x \\ y \\ z \\ 1 \end{pmatrix}$$

平行移動の場合

$$\begin{pmatrix} x' \\ y' \\ z' \\ 1 \end{pmatrix} = \begin{pmatrix} 1 & 0 & 0 & b_1 \\ 0 & 1 & 0 & b_2 \\ 0 & 0 & 1 & b_3 \\ 0 & 0 & 0 & 1 \end{pmatrix} \begin{pmatrix} x \\ y \\ z \\ 1 \end{pmatrix}$$

拡大縮小の場合

$$\begin{pmatrix} x' \\ y' \\ z' \\ 1 \end{pmatrix} = \begin{pmatrix} s_1 & 0 & 0 & 0 \\ 0 & s_2 & 0 & 0 \\ 0 & 0 & s_3 & 0 \\ 0 & 0 & 0 & 1 \end{pmatrix} \begin{pmatrix} x \\ y \\ z \\ 1 \end{pmatrix}$$

同次座標（homogenous coordinate）

同次座標は斉次座標とも呼ばれ、扱う座標空間より 1 つ多い次元で座標を表します。

$$\begin{pmatrix} x \\ y \\ z \\ 1 \end{pmatrix} \rightarrow \quad (x, y, z) \text{ の位置（アフィン変換)}$$

$$\begin{pmatrix} x \\ y \\ z \\ 0 \end{pmatrix} \rightarrow \quad (x, y, z) \text{ が無限の遠くに向かっている（無限遠点)}$$

ここで次式の w について考えてみます。

$$\begin{pmatrix} x \\ y \\ z \\ w \end{pmatrix} \rightarrow \quad (x, y, z) \text{ の距離 } w \text{ からの投射}$$

実座標が (x, y, z) であるのに対し、(x, y, z, w) は同次座標と呼ばれます。同次座標では定

義上 w で割る前と後は同一と見なします。

$$\begin{pmatrix} x \\ y \\ z \\ w \end{pmatrix} \equiv \begin{pmatrix} x/w \\ y/w \\ z/w \\ 1 \end{pmatrix}$$

同次座標は投影変換するときに用いられます。これは、実際には平行移動しているものでも遠方に向かっている場合には平行ではなく一点に向かっていくように見える、あるいは 2 次元画像を 3 次元のようにコンピューター上で表現する際に有用です。

DARTEL

DARTEL は SPM5 から導入された非線形変換アルゴリズムで、**D**iffeomorphic **A**natomical **R**egistration **T**hrough **E**xponentiated **L**iealgebra の頭文字をとって命名されています。小さな非線形変換アルゴリズムを連結 (exponentiate) して 1 つのまとまった flow field として扱うもので、large deformation diffeomorphic metric mapping (LDDMM) アルゴリズムを用いたプログラムの 1 つです。非線形変換の場合には微分同相写像 (diffeomorphism) であることを考慮する必要があります。これは元画像と変換画像 (写像) の点が全単射で滑らか (何回でも偏微分が可能 = エネルギー最小化と関係) かつ逆変換が可能 (inverse-consistency) であることを意味します。変換時に画像が折りたたまれる、一点に潰れてしまう場合は diffeomorphism ではありません。

図 VII-3 はある関数 $\Phi = x(t)$ の曲線 (軌跡) を B-spline でフィッティングすることを想定しています。曲線を微小な直線でつなぎ合わせる際にはオイラー法を考えると理解しやすいので、ここで数式を立ててみます。

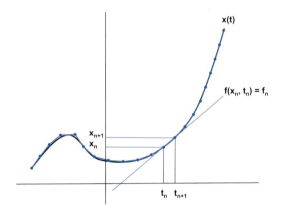

図 VII-3：オイラー法

微分方程式 $dx/dt = f(x,t)$ の解を $x(t)$ とする。
ある曲線 $x(t)$ に B-spline でフィッティング。
$h = t_{n+1} - t_n = dt$
Taylor 展開すると、$x_{n+1} = x_n + f(x_n, t_n)dt + O(h^2)$。

i. オイラー法

分割する刻み幅 (h) と独立変数 t の関係を表すと、次式のようになります。

$$h = t_{n+1} - t_n = dt$$

t_n のときの傾きを $f(t_n) = f_n$ とすると刻み幅 h は微少なので、以下のように表せます。

$$x_{n+1} = x_n + hf_n = x_n + f_n dt$$

$t = t_n$ でテイラー展開してみます。

$$x_{n+1} = x_n + f_n dt + \frac{1}{2!}f_n^2 dt^2 + \frac{1}{3!}f_n^3 dt^3 + \cdots$$

オイラー法では右辺の2項（1次の項）まで同じなので、それ以降の項（青文字）は打ち切り誤差と呼ばれます。

さて曲線 Φ （flow field）における $t = t_n$ のときの f_n （傾き）を $\mu(\Phi^{(t)})$ と表します。ここで μ は velocity を想定しています。また DARTEL では μ の大きさはどの時間でも一定とします。先ほどのオイラー法により、

$$\Phi^{(t+h)} = \Phi^{(t)} + h\mu(\Phi^{(t)})$$

これは次式のように表記可能です。$(x + h\mu)$ をベクトル場とします。

$$\Phi^{(t+h)} = (x + h\mu) \circ \Phi^{(t)}$$

例えば h を単位ユニットの $1/8$ とすると、

$\Phi^{(1/8)} = x + \mu(x)/8$

$\Phi^{(2/8)} = \Phi^{(1/8)} \circ \Phi^{(1/8)}$ 　　$\Phi^{(2/8)} = (x + \mu(x)/8) \circ \Phi^{(1/8)}$

$\Phi^{(3/8)} = \Phi^{(1/8)} \circ \Phi^{(2/8)}$　　 $\Phi^{(3/8)} = (x + \mu(x)/8) \circ (x + \mu(x)/8) \circ \Phi^{(1/8)}$

$\Phi^{(8/8)} = \Phi^{(1/8)} \circ \Phi^{(7/8)}$　　 $\Phi^{(8/8)} = (x + \mu(x)/8) \circ (x + \mu(x)/8) \circ \cdots \Phi^{(1/8)}$

実際にはさらに細かいステップにして変形の精度を高めます。微小な変形は diffeomorphism の条件を満たしていますが、LDDMM では微小な変形の組み合わせも全体として diffeomorphism の条件を満たしていると考えます（同じ Liegroup）（図 VII-4）[6]。これはヒューリスティックな過程ですが、このような変形の連なりの合成は常に positive になると想定すれば次式が成立します。

$$\Phi^{(1)}(x) = \mathrm{Exp}(u) = \int_{t=0}^{1} \mu\{\Phi^{(t)}(x)\} dt$$

$$\mu^{(t)} = \frac{d\Phi}{dt}$$

ここで μ は求めるべき flow field になります。$t = 0$ から 1 までを分割し、最終的に1つの flow field として求めます。

このように単一な変形式（行列）をとることによってその逆変換も可能となります（diffeomorphism の条件の1つで、one-to-one マッピングの条件を満たしていることになります）。

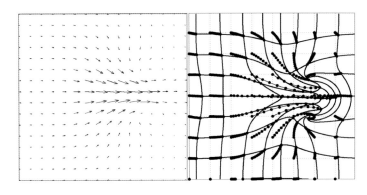

図 VII-4：LDDMM（文献 6 より引用）

$$\Phi^{(1)} \circ \Phi^{(-1)} = \Phi^{(-1)} \circ \Phi^{(1)} = \Phi^{(0)} = x$$

　非線形変換を微小な線形の連なりで表すときには最適化（リーマン空間における最短路の探索）が必要ですが、DARTEL では非線形方程式の解法であるレーベンバーグ・マーカート（Levenberg-Marquardt）法が使われています。このアルゴリズムはガウス・ニュートン（Gauss-Newton）法が局所解に陥るリスク（複数の極値がある場合に最小極値を選択できない）を scaling factor を導入することによって回避する手法です。まず基本的なニュートン法（Newton's method）から概説します。

ii. ニュートン法

　多変数関数のうち簡便化のため 1 変数（x）だけを取り出して考えると、非線形な関数 $f(x)$ は一次関数（直線）を繰り返すことによって近似することが可能です（図 VII-5）。

$$f(x_n) = (x_n - x_{n+1})f'(x_n) \quad \rightarrow f'(x_n) \text{ は関数 } f(x) \text{ の } x_n \text{ での傾き（1 階微分）になります。}$$

x_{n+1} について解くと、

$$x_{n+1} = x_n - \frac{f(x_n)}{f'(x_n)} \quad \cdots\cdots \text{(式 3)}$$

これを繰り返し、測定誤差 ε の許容範囲を満たすまで繰り返します。

$$|x_{n+1} - x_n| < \varepsilon$$

ヤコビ行列（J）を導入すると式 3 は以下のようになります。

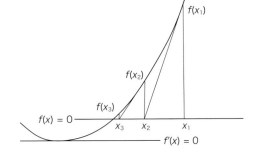

図 VII-5：ニュートン法による近似

$$x_{n+1} = x_n - J(x_n)^{-1} f(x_n)$$

　この式からわかるように、ヤコビ行列は関数 $f(x)$ の x 成分の 1 階微分（傾き）を示してい

ます。ここでは変数を x だけにしていますので行列を導入する必要はありませんが、$f(x,y,z)$ のような多変数関数のときにはヤコビ行列を用いると便利になります。

> ☞ ヤコビ行列は分母にきているので、$J \cdot r = f(x_n)$ という式を立てて計算します。
>
> $$\nabla f(x) = \nabla r(x) r(x) = J(x)^T r(x)$$
>
> ☞ 変形場 Φ_c が Φ_a と Φ_b の2つの成分からなっているとき（$\Phi_c = \Phi_b \circ \Phi_a$）の Φ_c のヤコビ行列は以下のようになります。
>
> $$J_{\Phi_c} = (J_{\Phi_b} \circ J_{\Phi_a}) J_{\Phi_a}$$

$\Phi(x)$ の最適解（最小値）を求めるためには、この傾きが0になる停留点を求めることになります。

$\Phi(x)$ を x_n のまわりのテイラー展開を利用して2次近似すると以下のようになります。

$$\Phi(x_{n+1}) = \Phi(x_n) + \nabla \Phi(x_n)(x_{n+1} - x_n) + \frac{1}{2} \nabla^2 \Phi(x_n)(x_{n+1} - x_n)^2$$

この式の微分を0として x_{n+1} を求めると、

$$\frac{d\Phi(x)}{dx} = \nabla \Phi(x_n) + \nabla^2 \Phi(x_n)(x_{n+1} - x_n) = 0$$

$$x_{n+1} = x_n - \frac{\nabla \Phi(x_n)}{\nabla^2 \Phi(x_n)} = x_n - H(x_n)^{-1} \nabla \Phi(x_n) \qquad \cdots\cdots \text{(式4)}$$

> ☞ ∇（ナブラ）は多変数関数の偏微分 x, y, z それぞれの方向の微分を示していますが、ここでは簡便化のために x だけを表記しています。
> ☞ 関数 Φ^n の極小点を求めることになるので、関数 Φ^n の傾きが0になる点を探すことになります。さらに極小点に近づくほど傾きの変化量は増加しその値は非負になるはずなので、関数 Φ^n の2階微分は半正定値行列（凸関数）である必要があります。
> ☞ 関数の2階微分をヘッセ行列（H）で表しています。ヘッセ行列を推定して、その逆行列で共分散行列を求めることができます。したがってこの式の $H(x_n)^{-1}$ は共分散を示していると考えると式全体が理解しやすくなります。
> ☞ 凸関数とはすべての x において $\phi''(x) \geq 0$ を意味します。図VII-6を参照してください。

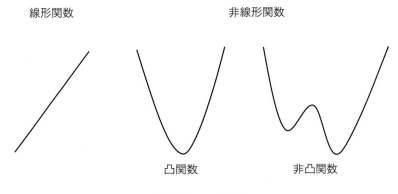

図 VII-6：凸関数

例として次の二変数関数の解を反復ニュートン法で計算してみます（図 VII-7）。

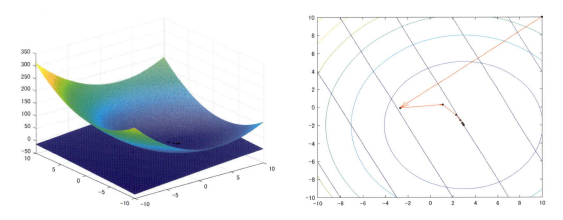

図 VII-7：反復ニュートン法の例

$$f(1) = (x-3)^2 + (y+2)^2$$
$$f(2) = 2x + y - 4$$

初期値 $x = 10, y = 10$、10 回反復

数値解：$x = 2.99, y = -1.99$ → $x = 3, y = -2$

iii. ガウス・ニュートン法

ニュートン法ではヘッセ行列が分母にきているので計算が厄介です。また、稀にこのままでは解が得られない可能性があります。この改良法としてガウス・ニュートン法（Gauss–Newton optimization）があります。これは上式の 2 次関数を 1 次関数に近似して置き換え、ヘッセ行列を扱わないようにします。二階微分の値が小さい場合には、ヘッセ行列とヤコビ行列には次

式のような関係があります。

$$H \approx J^T J$$

$$x_{n+1} - x_n = -\frac{\nabla \Phi(x_n)}{\nabla^2 \Phi(x_n)} = -\frac{J(x_n)}{J(x_n)^T J(x_n)} \quad \cdots\cdots (\text{式} 5)$$

iv. レーベンバーグ・マーカート法

レーベンバーグ・マーカート法は式5にダンピングファクター ζ を導入します（$\zeta \geq 0$）。これに単位行列 I をつけて ζI を足すことによって半正定値行列（0を含む）を正定値行列（0を含まない）にします。

$$x_{n+1} - x_n = -\frac{J(x_n)}{\{J(x_n)^T J(x_n) + \zeta I\}}$$

単位行列 I は実際には $J^T J$ の対角項 (diagonal element) を使うことが多いようです。

v. Geodesic distance

ユークリッド空間における最短距離は直線になりますが、リーマン空間における最短距離は曲線を扱います。距離 d を微分作用素 (differential operator) $\mathcal{L}$ を用いて表すと以下のようになります。

$$d = \int_{t=0}^{1} \|\mathcal{L}v_t\| dt \qquad \frac{d\varphi}{dt} = v_t(\varphi)$$

2次元におけるユークリッド空間での斜辺（ds）距離は、ピタゴラスの定理により以下の式が成立します。

$$ds^2 = dx^2 + dy^2$$

リーマン空間でも距離の計算はピタゴラスの定理を拡張すれば求めることができます。

$$ds^2 = g_{11}dx^2 + g_{12}dxdy + g_{21}dxdy + g_{22}dy^2$$

行列 G を $\begin{pmatrix} g_{11} & g_{12} \\ g_{21} & g_{22} \end{pmatrix}$ とすると $ds^2 = (dx\ dy) G \begin{pmatrix} dx \\ dy \end{pmatrix}$ となります。ここで $g_{12} = g_{21}$ なので G は対称行列になるので、$ds^2 = (dx\ dy) G (dx\ dy)^T$ となります。

LDDMM の際の最適化とは最短の移動距離をとることになり、結果として元画像と変換画像との差は少なくなりますので次式の ε を最小にすることになります。

$$\varepsilon = \frac{1}{2} \int_{t=0}^{1} \|Lv_t\|^2 dt + \frac{1}{2\sigma^2} \|f - \mu(\varphi_1^{-1})\|^2$$

この式で f は元画像、$\mu(\varphi_1^{-1})$ は変換画像（テンプレート）に相当し、テンプレートを元画像に合わせることを想定しています。

この式は φ_1 のヤコビ行列を用いると以下のようになります。

$$\varepsilon = \frac{1}{2}\int_{t=0}^{1} \|\mathcal{L}v_t\|^2 dt + \frac{1}{2\sigma^2}\int J^\varphi \{f(\varphi_1) - \mu\}^2 dx$$

この式の第 1 項は最短距離、第 2 項は元画像と変換画像との差を示しています。LDDMM ではこの式から Gauss-Newton 法や Levenberg-Marquardt 法で最適値を求めることになります。

Geodesic shoot

これまでは軌跡（微小な変形の組み合わせ）を考えてきましたが、geodesic shoot では、はじめのベクトル v_0 だけを考えます（図 VII-8）。パターゴルフの際に、ボールを打つ強さと方向だけが成否を決めるのと同じような考えです。数式で示すと以下のようになります。

$$\varepsilon = \frac{1}{2}\|Lv_0\|^2 dt + \frac{1}{2\sigma^2}\int J^\varphi \{f(\varphi_1) - \mu\}^2 dx$$

随伴行列を用いて表すと $\mathcal{L}^\dagger \mathcal{L}$ は kinetic energy（距離を決める）に相当します。v_0 は向きになりますので、以下のような関係が成立します。

$$\mu_0 = \mathcal{L}^\dagger \mathcal{L} v_0 = \frac{1}{\sigma^2} J^\varphi (\nabla \mu)\{f(\varphi_1) - \mu\}$$

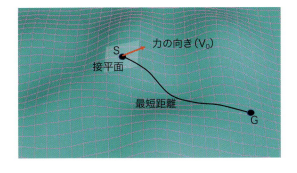

図 VII-8：Geodesic shoot

ここで $\frac{1}{\sigma^2}(\nabla \mu)$ は同じテンプレートを使っている限り同じ値になると考えると、残りの $J^\varphi \{f(\varphi_1) - \mu\}$ は元画像とテンプレート画像の差（deviation）を示すスカラー場であることがわかります。このように、はじめのベクトル v_0 は $f(\varphi_1)$ を決めることになります。

☞ Geodesic shoot をガウス・ニュートン法を用いて最適化するアルゴリズムは以下のようになります。
- v_0 を適当に決めて φ_1 を求める。
- φ_1 の 1 階微分（gradient）と 2 階微分（Hessian）を求める。
- ε が小さくなっているかどうか調べる。
- v_0 を修正する。

基礎編

第2章

　ここではMR画像データのファイル形式、ヘッダー情報、脳の形状解析に必要な準備（位置合わせ、INUの補正、セグメンテーションなど）、voxel-based morphometry（VBM）、tensor-based morphometry（TBM）、surface-based morphometry（SBM）など画像解析にかかわる基本的な内容を概説します。また、アルツハイマー病の画像診断の補助としてADS（アルツハイマー病スコア）を開発しましたが、これは機械学習のうちSVMを基本とした人工知能になりますので、SVMに関する簡単な説明をしています。

VIII．画像データのファイル形式

　SPM や BAAD で扱うデータのフォーマットは NIfTI（.nii）あるいはそれより以前の形式である Analyze（.hdr .img）になります。NIfTI は neuroimaging informatics technology initiative の略語です。これらのファイルは MR 装置で出力される DICOM ファイル（.dcm）から変換して作成されます。例えば3D-T1WI など100スライス前後の画像の場合、DICOM では100個前後のファイルとなりますが、NIfTI では1ファイル、Analyze ではヘッダーとイメージの2ファイルとなりソフトでの管理が容易になります。リスライスの場合、2次元平面の角度やスライス枚数を変更することになりますが、NIfTI では1つのファイルとして扱えます。NIfTI フォーマットは functional MRI の研究目的のために National Institutes of Mental Health（NIMH）と National Institute of Neurological Disorders and Stroke（NINDS）がスポンサーとなって開発されたもので、以前から使われている Analyze 7.5 形式のファイルは使われなくなりつつあります。これらの形式に変換された画像データは、研究目的として使われるのでDICOM のヘッダーにある個人情報は削除されています[注1]。Analyze フォーマットのヘッダーには画像の向き情報（左右など）がありませんが、NIfTI フォーマットでは左手系、右手系のどちらの情報もヘッダーに残すことができるようになっています。特別な操作をしない限り通常は右手系で統一されています。NIfTI ファイルを用いて SBM（Surface-based morphometry）をした際のフォーマットは GIfTI（.gii）になります。GIfTI は geometry format under the NIfTI のことで、extensible markup language（XML）が使われています。

　NIfTI ファイルでは、平行移動、スケール変換、回転などの情報が記録されます。3次元座標系で物体の回転系を数式で示すために四元数（quaternion）があります。四元数は1つの実部（t）と3次元回転軸の単位ベクトル（x, y, z）の3つの虚部からなり、数式で示すと以下のようになります。

$$Q = (t; x, y, z) = [\cos(\theta/2); x * \sin(\theta/2), y * \sin(\theta/2), z * \sin(\theta/2)]$$

馴染みがないかもしれませんが、この式を使うと斜めの回転軸を中心とした回転が容易に得られるので便利です。

　NIfTI ファイルではこのような画像の変形にかかわる情報がヘッダーに保存され、qform や sform として管理されています。MR 装置での空間（voxel space）からソフトで脳の位置や大きさの変更や変形などの操作をしても、元の空間との関係は保たれるようになっています。NIfTI の qform は、MR 装置と同じ座標（voxel space）から剛体変換（rigid-body transfor-

---

[注1] BAAD では被験者の名前や年齢がファイルの名称に使われるようになっていますので、個人情報の管理には注意してください。また、病院などで診断のレポート用に開発中の BAAD サーバーでは、管理上の必要性から NIfTI ヘッダーの空きスペースに必要な個人情報を残しています。

mation）の情報までを管理し体積の変化は伴いません。一方、sform はアフィン変換（affine transformation）や非線形変形（non-linear deformation）による MNI 座標などへの変換や画像の再構築などのヘッダー情報を管理しており、これらの操作は脳の体積の変化を伴います。このため脳の体積計算には変形時に得られるヤコビ行列を使うことになります（後述）。

　MR 装置の座標系は、マグネットのセンターが $(0, 0, 0)$、天井方向が Y、患者の左が X、マグネットの長軸の方向が Z になっており、3D スライサーでの座標系 RAS（right, anterior, superior）では頭がマグネットの奥に入る HFS（head first supine）に設定されていますが、これは後述の右手系と同じになります。ちなみに DICOM や ITK では LPS（left, posterior, superior）になっており、これはうつむけで頭が奥に入る HFP（head first prone）と同じになります。最新の NIfTI2 フォーマットは 64bit に対応できるようになっています。これに伴い 1 次元の制約が 2^{16} から 2^{64} にまで飛躍的に改善されています。NIfTI1 のヘッダーサイズは 352 bytes であるのに対し、NIfTI2 では 540 bytes になっています。

IX. 脳の座標空間

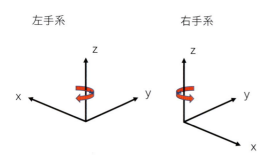

図 IX-1：右手系と左手系

脳の形状を統計的に解析するためには、共通の座標と標準となる脳が必要になります。ヒトの脳では、タライラッハ空間（Talairach space）がよく知られています。前交連を原点（0, 0, 0）として、これと後交連を繋ぐ線を Y 軸、左右方向を X 軸、上下方向を Z 軸とします。通常、右、前、上を正（＋）として表記します（右手系：z 軸の方向に右回転）[注2]。線形代数で扱う右手系と左手系の座標を図 IX-1 に示します。タライラッハ空間は 60 歳のフランス女性の剖検脳（固定標本）をもとに作られており、一般的な脳の大きさよりも小さめであると言われています。4 mm ごとのスライス面で解剖学的な構造物の位置を計測していますが、当時の技術ではスライス面に由来する誤差が大きく、小脳や脳幹が含まれていないなどの欠点もありました。そこで多数の健常者の脳の MR 画像に基づく新しい座標系である MNI 空間が開発されました。MNI 座標系はカナダの **M**ontreal **N**eurological **I**nstitute（モントリオール神経学研究所）で開発されたもので、305 名の右利

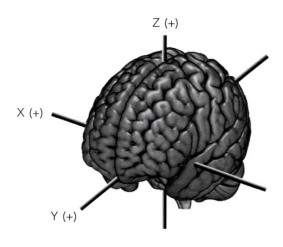

図 IX-2：右手系

きの 20 歳代健常者（男性 239、女性 66 名）が対象となり、affine 変換で Talairach space に合わせたものです（MNI305）。その後 ICBM（International Consortium for Brain Mapping）のデータセットから 152 名（18〜43.5 歳）の T1、T2、PD の MR 画像を用いて MNI space に合わせた **ICBM152** が公開されました[7]。このときに使われた撮像装置は Philips 1.5T Gyroscan で、3D-T1 の撮像条件は SPGR 矢状断（TR/TE=18/10 ms、FA= 30°）となっています。MNI 2009 年版では、左右対称／非対称など 6 つのテンプレート（template）が用意されています。MNI 空間とタライラッハ空間には数 mm のズレがありますので、座標表記の際にはど

[注2] 母指、示指、中指の順に x、y、z として手のひらを上に向けて、これらの 3 指が向いている方向が（＋）となります。これは x（母指）、y（示指）、z（中指）の方向では RAS（right, anterior, superior）と同じになります（図 IX-2）。ちなみに左手系は LAS（left, anterior, superior）になります。

ちらの座標系であるか記載する必要があります。ブロードマン (Brodmann) 分類は Talairach space を基本にしていますので、MNI 空間を使っている場合はこれをタライラッハ空間に変換してブロードマンの位置を同定する作業が必要になります。VBM では MNI 空間、SBM ではタライラッハ空間を標準としていますので、両者の結果を比較するときに x, y, z の位置情報はそれぞれ微妙に異なるので注意が必要です。

X. 解析のための前処理

　対象とする脳が他の集団の脳と比較して萎縮あるいは肥大しているかを調べるためには、MR画像からこれらの脳を切り出し標準脳の形に変形させることによりMNI空間の座標に登録する必要があります。変形させるときにどのくらい引き伸ばしたか、もしくは圧縮したかはボクセルの信号値として反映されるため、最終的には同じ形状─座標において萎縮・肥大を信号値の違いとして調べることができます。この信号値への変換にはconcentrationとmodulationの2通りの方法があり、前者は濃度を後者は体積を反映することになります（後述）。

　頭部MR画像において脳以外の構造物である皮膚、頭蓋骨、眼窩内構造物、硬膜、血管などを取り除く作業をskull strippingと呼びます。VBMではさらに脳を灰白質、白質、髄液に分類する必要があり、これらの作業は組織セグメンテーション（tissue segmentation）と呼ばれています。MR画像の信号値そのものは体積を反映していないため、灰白質、白質、髄液はそれぞれ二値化（0または1の値）された画像に変換されます。部分容積効果（partial volume effect, PVE）のため、実際のセグメンテーション画像のボクセル値は必ずしも0または1とはならず、この範囲の値（0〜1）をとっています。VBMの前処理としてこのセグメンテーションの過程が最も悩ましい作業であり、セグメンテーションの精度をよくするためには、できるだけノイズが少なくコントラストのよいMR画像を準備する必要があります。

　脳構造物の境界はMR画像上の信号値の差に依存しますが、MR画像には信号むら、ノイズの混入、高齢者に多く見られる白質病変の存在などがあり、信号値だけで灰白質と白質を分離することは困難です。このためセグメンテーションの作業には信号値以外の情報も利用するなどの工夫がされています。信号むらの補正は低周波のガウス関数で除去、ノイズはエッジを保持した状態での平滑化（smoothing）、位置情報を重視した事前確率マップの適用、白質病変の補正にはFLAIR画像を用いるマルチ─チャンネルセグメンテーション法（multi-channel segmentation）などが考案されています。

　境界域に位置するボクセルには灰白質と白質といった2つの成分が混在している可能性があります。SPMではmixture of Gaussians（MOG）とベイズ統計理論を用いてこのような部分容積効果に対処しています。SPMで使われているベイズ統計法では事前確率としてtissue probability mapが用いられていますが、この方法では病気などによって脳の形状が大きく変化している場合には「はずれ値」として無視されてしまい、本来あるべき疾患の特徴が隠れてしまう可能性があります。これに対して確率マップ（probability map）にあまり頼らずにマルコフ（Markov）アルゴリズムを用いる方法やregion growing法を組み合わせる方法などが考案されています。これらに関しては別のところで詳述します。

AC-PC 位置補正

タライラッハ空間では原点 (0, 0, 0) が前交連 (anterior commissure) の正中で[注3]、水平断における角度は前交連と後交連 (posterior commissure) を結ぶライン (AC-PC line) になっています (図 X-1)。Morphometry computing では、与えられた脳の大まかな位置が AC-PC ラインの付近にあることを前提にしています。SPM では AC の位置は 5 cm、AC-PC ラインの角度は 20°（0.35 rad）以内でないと対応できずにエラーになると説明されています。例えば Alzheimer's Disease Neuroimaging Initiative (ADNI) のデータでは事前にこの補正をしておかないと SPM での解析ができないことがあります。BAAD では画像の centering を行ってこの問題に

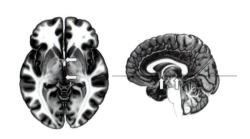

図 X-1：AC-PC ライン

対処しており通常はこれで十分ですが、高齢で後彎 (kyphosis) が強い被験者の場合は仰臥位では頭頂部が下がり chin up の状態（pitch がマイナス側になる）になるため、AC-PC ラインの角度の補正が必要になることがあります。この場合は BAAD 搭載のオプションで AC-PC 自動補正を選択しますが、centering よりもさらに時間が必要となります。マニュアルで補正したい場合は、後述の実践編を参照してください。

> ☞ SPM の Single_subj_T1 は誰の脳？
> MNI 研究所のメンバーである Dr. Colin Homes の脳です。SPGR 矢状断、0.78 mm^3 の resolution で 27 回撮像して平均した画像です。Single_subj_T1 は 2.0 mm^3 の resolution にしたものです[8]。

信号値不均一性の補正（correction of intensity non-uniformity）

脳の MR 画像の信号値は静磁場 (B_0) の不均一性や RF 照射分布 (B_1) の不均一性、コイルの特性、渦電流 (eddy currents) などによって影響を受けます[9),10)]。また高磁場の MR 装置においては、プロトンの共鳴周波数が高くなるため RF penetration が低下します。MRI における信号むらは intensity non-uniformity (INU) と呼ばれますが、shimming や calibration など MR 装置である程度補正されるためヒトの目による読影ではあまり問題となりません。しかしながら VBM のようにコンピューターのアルゴリズムでセグメンテーションする際には INU

[注3] 前交連が MNI 空間では (0, 2.5, −4.5) となります。

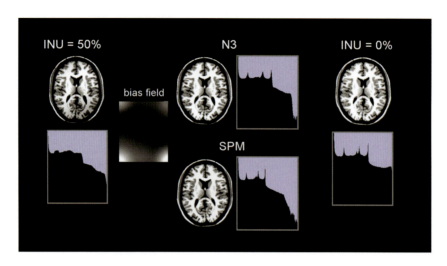

図 X-2：INU 除去における N3 と SPM の違い

INU レベルを 50%に設定したシミュレーション画像を N3 と SPM で補正した際のヒストグラムの変化。この画像では N3 よりも SPM12 の方が INU＝0 画像のヒストグラムに近い補正ができている。

の補正が重要となります。INU の除去の方法は大きく（1）filtering、（2）surface fitting、（3）histogram-based、（4）segmentation-based に分けられます[11]。INU はスライス画面全体に大きな周期（低周波）の変動として現れるので、この特性を利用して除去する方法が一般的です。MNI で開発され FreeSurfer に搭載されている Non-parametric intensity non-uniformity normalization（N3）は histogram-based 法に分類され、セグメンテーションの操作とは独立して用いることが可能です。N3 では INU を一種の Gaussian Blur として扱い、低周波成分の分離（deconvolution）と除去を繰り返し行うことにより残った信号値のヒストグラムが先鋭化（半値幅を小さく）するようにしています（high-frequency maximization）（図 X-2）。得られた複数の INU の成分はさらに smoothing 処理されてから最終的な補正に用いられることになります[9]。

SPM12 では離散コサイン変換（DCT; discrete cosine transform）によりセグメンテーション時に低周波の INU を分離しています。SPM では 1 つの組織（例えば灰白質）に複数のガウス分布を当てはめる mixture of Gaussians（MOG）あるいは finite Gaussian mixture（FGM）model を用いて INU の除去をセグメンテーションの過程で iterative conditional model（ICM）を使いながら実行します。

FMRIB Software Library（FSL）のセグメンテーションの方法は FMRIB's Automated Segmentation Tool（FAST）と呼ばれていますが、これも SPM と同様に基本的には FGM model で INU の分離をしています。MR 画像には高周波のノイズが含まれていますが、FSL ではノイズの除去のために Hidden Markov Random Field（HMRF）model[12] を組み合わせています。撮像装置の静磁場が高いほど（1.5T よりも 3.0T の方が）INU の影響は大きくなり

ますが、1.5T では FSL の補正が優れており 3.0T では FSL、SPM ともに良好な補正効果があるようです（図 X-3）[13]。

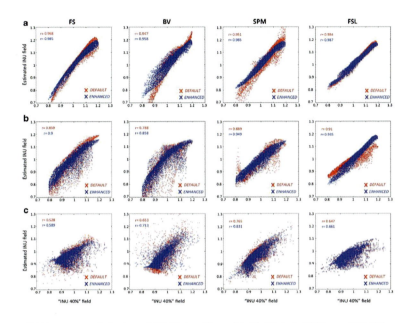

図 X-3：ソフトによる INU 除去の違い（文献 13 から引用、一部改変）

FS; FreeSurfer（N3 を利用）、BV; Brain Voyager（surface fitting を利用）、FSL; Oxford 大学が開発している脳画像解析ソフト。
相関が強いほど INU の除去がよいことを示す。赤はパラメータが default のまま、青は調節後の結果を示す。FS や BV よりも SPM や FSL の方が INU の除去の精度は高い。

組織セグメンテーション（Tissue segmentation）

　脳のセグメンテーションとは、脳と脳以外の分離（skull stripping）、さらには脳を灰白質、白質、髄液に分離し、硬膜や血管を取り除く一連の作業を言います。セグメンテーションは脳の形態解析では高い精度が要求され、多くのアルゴリズムが報告されています。Brain Surface Extractor（BSE）は anisotropic diffusion filtering と Marr-Hildreth edge detector を用いて頭蓋骨と脳表の境界を検出しますが、画像ごとにパラメーターの調整（tuning）が必要になります。FSL の tool である Brain Extraction Tool（BET）は信号値から脳とその他の組織の境界を探したのち、triangular mesh を脳側に置いてこれを膨張・変形させて脳表境界に合わせます。BET は T2 強調画像を合わせて用いることができる特徴があります。Analysis of Functional Neuro Images（AFNI）の tool である 3d Skull Strip は BET を改良して眼球や脳室の混入、脳外への mesh の膨張を少なくしています。最近では事前にアトラスを用意してセグメンテーションする方法や学習アルゴリズムと合わせる方法が数多く報告されています。

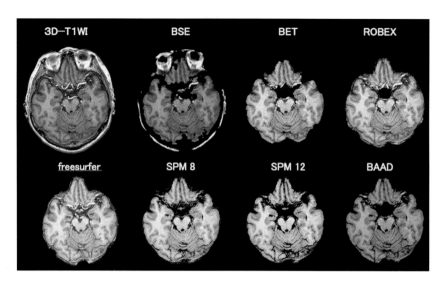

図 X-4 : ソフトによる skull strip の違い

各ソフトは default のままで操作。BSE では眼窩構造物が残存している。この段階では右後頭部の骨髄はいずれのソフトでも除去しきれていないが、SPM 系の方がその他のソフトよりも結果は良好であった。

Robust brain extraction (ROBEX) は point distribution model (PDM) と機械学習である random forest を組み合わせたもので、従来の手法よりも優れた結果を得ることができます[14]。FreeSurfer は watershed algorithm を用いて白質に境界を設定し、これを膨張させて、probabilistic atlas を用いて平滑な境界面を作ります。ここでは SPM の基本アルゴリズムである Gaussian mixture model について解説します。図 X-4 は 1 例の脳をそれぞれのソフトを標準的に用いたときの結果を示しています。

Gaussian mixture model

　SPM によるセグメンテーションの基本は mixture of Gaussians (MOG) の適用と事前確率マップを用いるベイズ推定になります。灰白質、白質、髄液の信号値の分布はそれぞれ 1 つずつのガウス分布ではなく、複数のガウス分布の組み合わせで適合させます。Skull stripping された脳画像の信号強度は、灰白質、白質、髄液だけに依存するのではなく、INU の混入や部分容積効果（2 つのクラスの混合）などの影響を考える必要があります。そこで多数のガウス関数を用いて脳全体の信号値の分布をモデル化します。

　MOG におけるガウス分布の適合には EM (expectation-maximization) アルゴリズムを用います。ここでガウス分布を示すクラスターの数を K、それぞれのクラスターの平均を μ、分散を σ、混合係数を π とします。混合係数というのは、データの総数 N（総ボクセル数）に対して対象となるクラスターに所属する数（例えば k 番目に所属するボクセルの数）の割合で、

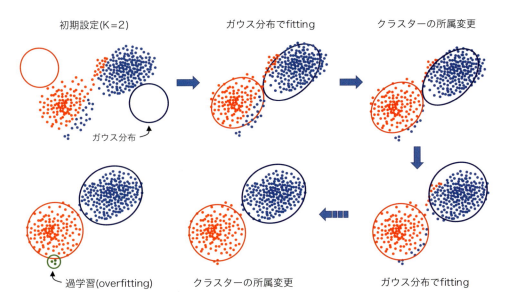

図 X-5：MOG 法

2 クラスに分類する際の EM アルゴリズムの例。初期に想定したガウス分布を配置したのちフィッティング、クラスターの所属変更、フィッティング、所属変更を繰り返す。クラスターの数を 2 に設定していない場合、小さなクラスターを形成してしまう場合がある（過学習）。

その合計は 1 になります。EM アルゴリズムでは n 番目のボクセルが k 番目のクラスターに所属すると仮定した場合、以下のような作業を行います。

1. 事前情報や k-means[注4] の結果をもとに設定した μ_k、σ_k、π_k から計算を開始
2. E: 負担率（潜在変数の事後確率）$\gamma(z_{nk})$ を計算
3. M: 上記の $\gamma(z_{nk})$ を用いて μ_k、σ_k、π_k を計算
4. $\ln p(X \mid \pi, \mu, \sigma)$ を計算してこれが 1 回の反復で増加するようにして、収束条件を満たすまで E と M を繰り返す

MOG と k-means における EM アルゴリズムの概念図を示します（図 X-5、X-6）。
あるボクセルが k 番目のクラスターである確率は π_k になりますので、このボクセルが所属するクラスターのガウス分布は以下のようになります。

$$g(y \mid \pi, \mu, \sigma) = \sum_{k=1}^{K} \pi_k \phi(y \mid \mu_k, \sigma_k), \ \sum_{k=1}^{K} \pi_k = 1$$

ガウス分布は一般に次式で表せますので

$$G(x) = \phi(x \mid \mu, \sigma) = \frac{1}{\sqrt{2\pi}\sigma} exp\left(-\frac{(x-\mu)^2}{2\sigma^2}\right)$$

K 個の混合ガウス分布の場合は以下のようになります。

[注4] 適当に分けたクラスターの重心を求めることを繰り返して、クラスタライズする方法。

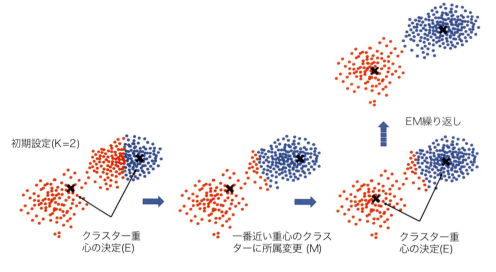

図 X-6：K-means 法

K-means の場合は一番近い重心のクラスターに分類する。

$$G_{mix}(x) = \sum_{k=1}^{K} \pi_k \phi(x|\mu_k, \Sigma_k)$$

ここで潜在変数 z を導入したモデルを考えてみます。z は K 個のクラスターのどれか 1 つのみを選択するための（1-of-K 表現）変数で、K 次元のベクトルになります。例えば、あるボクセル x_n が k 番目のクラスターに属すると仮定した場合、

$$z_{nk} = \left\{ \begin{array}{l} 1\ (x_n がクラス k に属する) \\ 0\ (それ以外) \end{array} \right\}$$

潜在変数 z の事後確率（負担率）γ はベイズの定理により次式のようになります。

$$\gamma(z_{nk}) = p(z_{nk} = 1|x_n) = \frac{\pi_k \phi(x_n|\mu_k, \sigma_k)}{\sum_{j=1}^{K} \pi_j \phi(x_n|\mu_j, \sigma_j)}$$

この式でわかるように、$\gamma(z_{nk})$ は全てのクラスターにおける k 番目のクラスターの大きさの割合を示しています。したがって k 番目のクラスターのボクセル数 N_k は次のように表せます。

$$N_k = \sum_{n=1}^{N} \gamma(z_{nk})$$

x_n がどのクラスターに属しているかを推測するのに最尤推定をする目的で対数尤度関数にします。

$$\ln p(X\,|\,\pi, \mu, \sigma) = \sum_{n=1}^{N} \ln \left\{ \sum_{k=1}^{K} \pi_k \phi(x_n|\mu_k, \sigma_k) \right\}$$

この式の最大値を求める際に問題となるのは、少数のポイントを選択して過剰適合（overfitting）してしまう可能性があることと、これと関連してクラスターの数（K）の増加をどのように制限したらよいかがこの式からは得られないことです。

この問題を解決する方法として EM アルゴリズムとベイズの定理を導入します。ただし SPM ではクラスターの数に関しては部分容積効果だけを考慮し、事前に灰白質＝2、白質＝2、髄液＝2、骨＝3、軟部組織＝4、空気などの背景＝2 に決めています。

上式の対数尤度関数をそれぞれのパラメーター（μ、σ、π）で偏微分して 0 としたときの式はそれぞれ、以下のようになります。

$$\mu_k = \frac{1}{N} \sum_{n=1}^{N} \gamma(z_{nk}) x_n$$

$$\sigma_k = \frac{1}{N} \sum_{n=1}^{N} \gamma(z_{nk}) (x_n - \bar{x}_k)(x_n - \bar{x}_k)^\top$$

$$\pi_k = \frac{N_k}{N}$$

ガウス関数で σ の大きな関数は INU として扱われることになります。脳のセグメンテーション時の MOG を図 X-7 に示します。

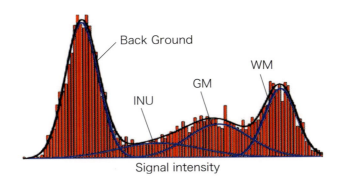

図 X-7 : Mixture of Gaussians（MOG）
脳セグメンテーション時の信号値ヒストグラムと MOG によるフィッティング例

MNI 空間へのワープ

VBM のように複数の症例をグループごとに解析するためには、セグメンテーションされた脳画像を MNI 空間などの共通した空間に非線型変換する必要があります。SPM5 以前には変形のために使われるパラメーターは 1000 程度でした。SPM8 で標準装備された diffeomorphic anatomic registration through exponentiated Lie algebra（DARTEL）は large

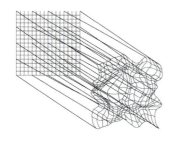

図 X-8：LDDMM による座標変換

Statistical Parametric Mapping: The Analysis of Functional Brain Images から引用

deformation diffeomorphic metric mapping (LDDMM) algorithm を基本として開発されたプログラムです（図 X-8）。"diffeomorphism" とは同じトポロジーの2つの滑らかな多様体（smooth manifold）が point to point で投射できる（全単射）ことを言います。この場合、多様体 A から A′ への変形は滑らか（可微分）でなおかつ可逆的（symmetrical）です。Lie 代数は特定の公理を満たす代数構造を言いますが、多様体を扱う際にはよく利用されます。

SPM の流れとして、セグメンテーションされた画像は MNI テンプレートにアフィン変換され、ボクセルサイズを変更（通常は $1.5\,\mathrm{mm}^3$）して、やや画像サイズを小さくしてから DARTEL に送られます。DARTEL では少しずつ解像度を上げた6つのテンプレートごとに変換を行うことによって、最終的には1つの flow field を計算します（図 X-9）。これは現実空間と MNI 空間をつなぐもので、比較的精度の高い変換を可能にします。変換時に体積の変化を信号値として保持したいときは、ヤコビ行列を使うことになります（modulation）。

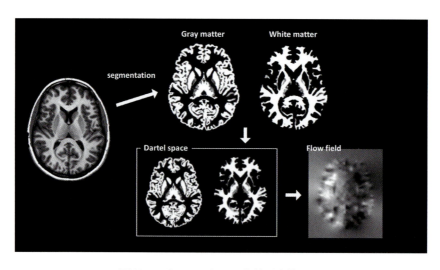

図 X-9：SPM における非線形変換の例

セグメンテーションされた画像は DARTEL 空間に送られ MNI 空間に LDDMM されます。これは複数のテンソルを連結して作られ、最終的には1つの flow field として登録されます。

☞ SPM12 ではさらに精度の高い geodesic shooting が搭載されており、MNI への変換や TBM で利用されることになります。

Modulation（concentration v.s. volume）

　MNI 空間への変換の際に「濃度」か「体積」かの選択が必要になります。通常、体積で比較した方が理解しやすいため modulation を選択することが多いようです。Modulation の操作は単純で、変換時にヤコビ行列で補正すれば体積情報を保持することになります（図 X-10）。それでは濃度とは何を意味しているのか理解が難しいので、具体的な例を挙げて説明します。

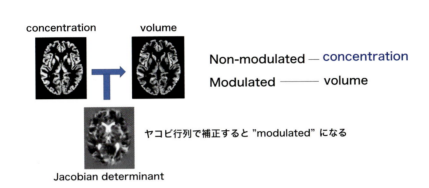

図 X-10：Modulation（体積情報の保持）

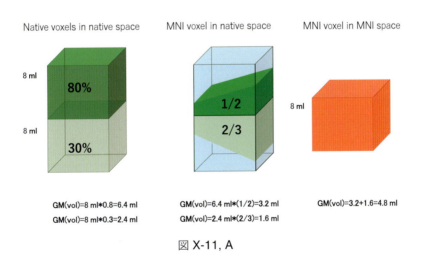

図 X-11, A

元画像のボクセルを 8 ml として、2 つのボクセルの灰白質の体積をそれぞれ 80％ と 30％ とした場合を想定。MNI 変換後の 1 ボクセルが元画像の上のボクセルの 1/2、下のボクセルの 2/3 が当てはまったとします。
このボクセルの灰白質の体積は 4.8 ml に相当します。

　1 つのボクセル体積を 8 ml として、元画像における 2 つのボクセルのそれぞれの灰白質が占める体積の割合を 80％ と 30％ とした場合を想定します（図 X-11, A）。変換時にはボクセルの割当が変化しますので、例えば MNI 空間の 1 ボクセルとして現実空間にある上のボクセルの1/2、下のボクセルの 2/3 が当てはまったとします。
　この場合、MNI のボクセルの灰白質の体積は以下のようになります。

現実空間の上のボクセルの灰白質体積：$8 \times 0.8 = 6.4$（ml）
現実空間の下のボクセルの灰白質体積：$8 \times 0.3 = 2.4$（ml）
MNIでの体積：$6.4 \times (1/2) + 2.4 \times (2/3) = 4.8$（ml）

Modulationをしなかった場合は、それぞれ8 mlの1/2と2/3の和、9.3 mlがMNIの1ボクセルに相当すると計算されます。したがって、実測上の濃度は $4.8/9.3 = 0.52$ となります（図X-11, B）。

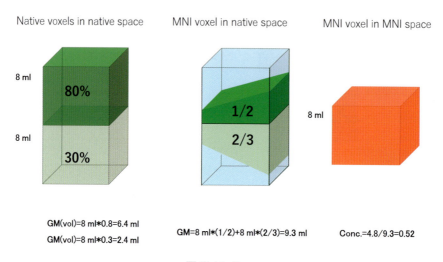

図X-11, B

Modulationなしの場合は、それぞれ8 mlの1/2と2/3の和、9.3 mlがMNIの1ボクセルに相当。したがって、濃度は $4.8/9.3 = 0.52$ となる。

Modulationをした場合にはこれをJ（ヤコビ行列式）で割ります。
$J^{-1} = 9.3/8 = 1.16$ になりますので、体積は $8\,\mathrm{ml} \times 0.52 \times 1.16 = 4.8$（ml）になります。
このようにmodulationした場合には体積が反映されています。
このときの体積比は $4.8/8 = 0.60$ であり、濃度の0.52の方が萎縮が強調されていることがわかります（図X-11, C）。
このように、体積でなく濃度を選択した場合には脳の萎縮が強調されるため病変の検出力がよくなる可能性があります。

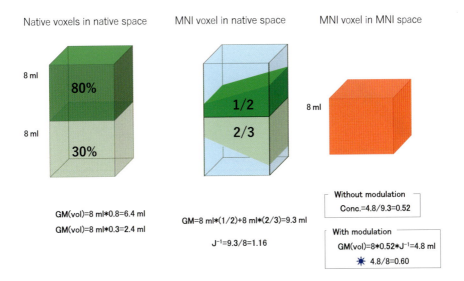

図 X-11, C

Modulation をした場合にはこれをヤコビ行列式で割る。$J^{-1} = 9.3/8 = 1.16$。したがって、体積は $8\,\mathrm{ml}*0.52*1.16 = 4.8\,\mathrm{ml}$。濃度比 0.52 に対して、modulation をしたときの体積比は 0.60 と萎縮の程度は軽くなる。

Total intracranial volume（TIV）

　頭蓋内容積（TIV）の測定は共変量として重要です。これまでの TIV 測定には（1）骨髄などの頭蓋外構造物の混入や（2）頭蓋—頸部移行部（inferior cut-off）の位置決めなどが問題とされていました。SPM8 では 20%、FreeSurfer では 5.87% に TIV の過大評価があったと報告されています[15]（図 X-12）。

　SPM12 では問題（1）に対してはセグメンテーションに際して、事前確率アトラスの種類を

頭蓋内容積 (TIV) の測定は nuisance variable(共変量）として重要。

TIV 測定には骨髄などの頭蓋外構造物の混入　(A)
頭蓋 - 頸部移行部 (inferior cut-off) の位置決め　(B)
などの問題がある。
SPM8 では 20%、FreeSurfer では 5.87% の overestimation があった。

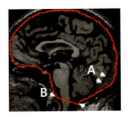

(A) Segmentation の精度の改善 (SPM12、Adaptive Maximum A Posterior)

(B) 従来の TIV = GM+WM+CSF ではなく、MNI template を Native space に inverse normalize する方法

図 X-12：頭蓋内容積計測の問題点

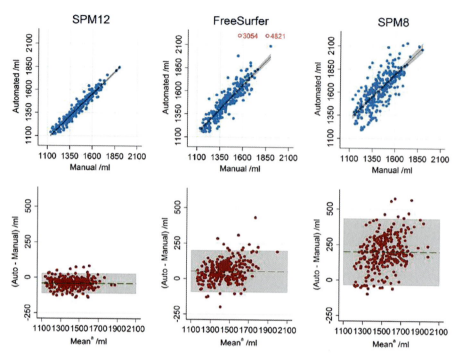

図 X-13：各ソフトにおける頭蓋内容積測定の精度（文献 15 から引用）
SPM12 では SPM8 よりも精度が改善されている。

増やすことにより脳以外の構造物の混入を防ぐようにしています[16]（図 X-13）。問題（2）に対しては、Reverse MNI brain mask（RBM）を用いて脳と脊髄の境界にばらつきがないようにしています。RBM では頭蓋内の標準テンプレートを用意しておき、これを現実空間に変形してからマスクとして用いています[17]。

大脳白質病変の体積計算とセグメンテーション補正

　大脳白質病変のセグメンテーションは FLAIR 画像から実施します。通常の FLAIR 画像は 4-5 mm のスライス厚で撮像されているため、3DT1 強調画像の情報を用いてスライス厚方向の情報は補完します。BAAD では FLAIR の情報を利用してセグメンテーション時に白質病変が灰白質に混入しないようにしています。白質病変抽出とセグメンテーション補正の基本的なアルゴリズムは図 X-14 のようになります。3DT1 強調画像のセグメンテーションを利用して INU の補正と現実空間―MNI 空間の deformation field を計算しておきます。白質テンプレートを現実空間に合わせることにより lesion segmentation tool（LST）で抽出される病変のうち、白質病変以外を取り除きます。得られた白質病変は DARTEL で MNI 空間に変形し、事前に用意した関心領域で体積計算を行います。3DT1 強調画像は抽出した白質病変で穴埋め（lesion filling）を行いますが、その際に周囲の白質の信号値に合わせて穴埋めします（図 X-14）。

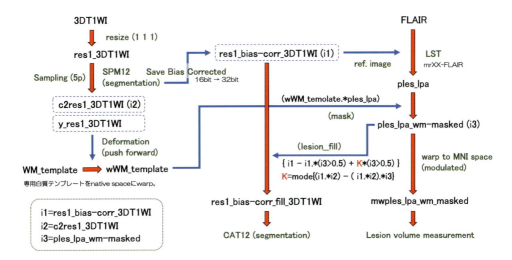

図 X-14 ：BAAD における白質病変の補正アルゴリズム

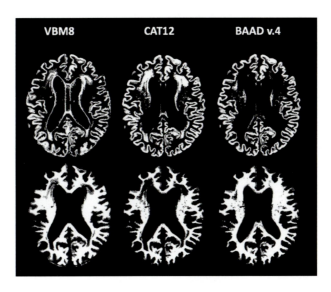

図 X-15 ：BAAD における白質病変補正の結果

　CAT12 では白質病変が灰白質として混入してきますが、BAAD では白質病変の補正がされています（図 X-15）。白質病変の体積は、深部白質病変として前頭葉、頭頂葉、後頭葉、側頭葉を計算します。他、脳室周囲白質病変、脳梁の白質病変の体積計算を行います。図 X-16 は、右前頭葉の深部白質病変の関心領域を示していますが、MNI 空間では脳室周囲白質病変と分けて測定できていることがわかります。

　白質病変はしばしば白質の萎縮を伴い、側脳室が拡大しているので、BAAD では側脳室の体積も表示されるようになっています（図 X-17）。

　参考までに VBM における代表的なテンプレートを図 X-18 に提示します。

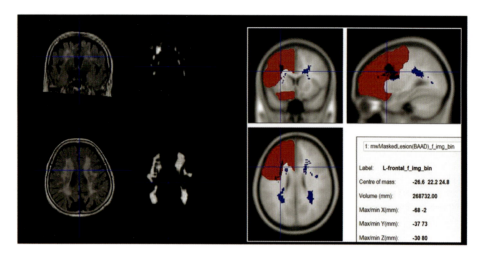

図 X-16：BAAD における白質病変測定のためのマスク

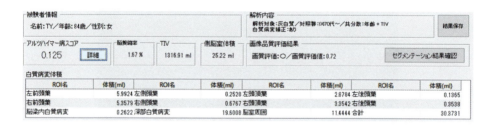

図 X-17：BAAD による白質病変と側脳室の体積の測定結果

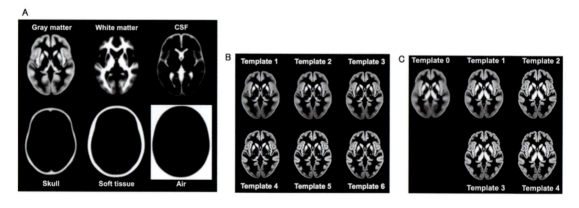

図 X-18：VBM の代表的なテンプレート
事前確率マップ（TPM.nii）（A）と DARTEL template（B）、Geodesic template（C）

XI. Voxel-based morphometry（VBM）

　VBMではすべての被検脳の形状をある統一された脳の形状（通常はMNIの標準脳）に合わせることにより、被験者間のすべての脳の解剖学的な位置がボクセル単位で一致するようにしています。初期のVBM (SPM99) では、被検脳を標準脳に変形 (affine registration & cosine transformation) してからセグメンテーションを実施し、得られた灰白質をグループ間で比較していました。その後、Goodらはセグメンテーション後の脳を標準脳に変形する方法を提唱し[18]、現在ではこの手法がVBM作業の基本的な流れとなっています。個々の脳を標準脳に変形するためには非線形変換が必要ですが、病気の脳など大きく形状が変化している場合にはSPM2以前のプログラムでは十分に対応できませんでした。SPM5にDARTELが搭載されるようになってからLDDMMが可能になりVBMの精度が格段に改善しました。さらにSPM12にはgeodesic shootingが搭載され、LDDMMの精度はDARTELよりも向上しています。

　VBMの作業過程を図XI-1に示しました。データによってはAC-PCがMNI座標から大きく外れている場合がありますので、SPMの'Display'機能で確認しておく必要があります。通常はMPRAGEやSPGRなど、約1mmスライス厚のT1強調画像だけを扱いますが、BAADのように白質病変の補正や白質病変そのものの測定をする場合にはFLAIR画像もセグメンテーションに取り込みます。SPMではセグメンテーションと同時にINUの補正が行われます。セグメンテーション画像は灰白質、白質、髄液の順にセグメンテーション後に作成されたファイル名の頭にc1、c2、c3（CAT12ではp、BAADではs）が付きます。DARTELを実行する場合、専用のやや小さい空間にデータを変換する必要があります。この際に必要なデータがrc1とrc2になります。DARTELは段階的に解像度を高くするために6つのテンプレートを用います。こうして繋がった変形テンソルは1つのflow fieldを形成して画像を現実空間からMNI空間に変換（warp）することを可能にします。この変換の際に2つのオプションがあります。1つはmodulationなしで、出力されるファイルはwc1 (2) になります。これは濃度を反映しています。もう1つはmodulationを行うもので、出力されるファイルはmwc1 (2) になります。これは体積を反映しています。これらのファイルにsmoothingをするとswc1 (2) やsmwc1 (2) といったファイルが作成されますので、これを2群比較のt-検定などに用いることになります。具体的な方法は実践編を参照してください。

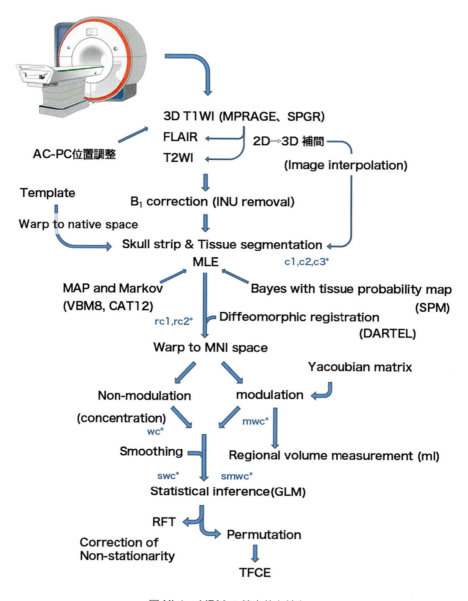

図 XI-1 : VBM の基本的な流れ

3DT1 強調画像などの頭部脳画像を DICOM ファイルとして受け取り、これを NIfTI ファイルに変換。
Skull strip とセグメンテーションを実施。この際に FLAIR や T2 強調画像の情報を参照してセグメンテーションの精度を改善する。通常、これらの画像の thickness は大きいので（4～5 mm）、3DT1 強調画像（1 mm 前後）の情報を利用して補間する。セグメンテーションの際に SPM では INU の補正も同時に実施。セグメンテーションのアルゴリズムは、BAAD では CAT12 の方法を利用している。セグメンテーションされた灰白質と白質は 2 値化するが、実際には partial volume の影響で 0～1 の連続値をとる。DARTEL を用いて MNI 空間に変換するが、modulation して体積（ml）の情報を信号値として保持する。スムージング後に統計解析を実施。

XII. Tensor-based morphometry（TBM）

3次元空間のある点 A(x, y, z) から別の点 A′(x′, y′, z′) へ移動したとします。

$$x' = t_{11}x + t_{12}y + t_{13}z$$
$$y' = t_{21}x + t_{22}y + t_{23}z$$
$$z' = t_{31}x + t_{32}y + t_{33}z$$

この式は行列を用いると以下のようになります。

$$A' = T_{ij} \cdot A = \begin{pmatrix} t_{11} & t_{12} & t_{13} \\ t_{21} & t_{22} & t_{23} \\ t_{31} & t_{32} & t_{33} \end{pmatrix} \begin{pmatrix} x \\ y \\ z \end{pmatrix}$$

ここで T_{ij} は9方向の空間情報をもつので2階テンソルになります。またこの式は線形なので、アフィン変換（affine transform）と同じです。

上式の両辺を微分すると以下のようになります（詳細は基礎編の座標変換を参照）。

$$dx' = dt_{11}dx + dt_{12}dy + dt_{13}dz$$
$$dy' = dt_{21}dx + dt_{22}dy + dt_{23}dz$$
$$dz' = dt_{31}dx + dt_{32}dy + dt_{33}dz$$

$$d(x'y'z') = dT_{ij} \cdot d(xyz) = \begin{pmatrix} dt_{11} & dt_{12} & dt_{13} \\ dt_{21} & dt_{22} & dt_{23} \\ dt_{31} & dt_{32} & dt_{33} \end{pmatrix} \begin{pmatrix} dx \\ dy \\ dz \end{pmatrix}$$

この式で dT_{ij} はヤコビ行列とも呼ばれます。

テンソルは2点間の直線移動の向きと大きさを扱うためのものですが、一般的に tensor-based morphometry（TBM）では同じ被験者における時系列での脳の形状変化を解析しています。TBM 後の場を MNI 空間に変換すれば、VBM と同じようにグループ間比較も可能になります。TBM は deformation-based morphometry の一種として分類されることもあります。TBM では被験者の脳を MNI などの標準脳の形状に変形させる必要がないため、VBM よりも個体ごとのわずかな形状変化を捉えるのに適しています。

ある時系列上の頭部 MRI 画像 A（time 1）と A′（time 2）があった場合、A から A′ への変形テンソルの大きさと向きがわかれば、どのくらい萎縮（肥大）しているかを知ることができます。A から A′ への変形あるいは座標変換（forward transformation）のための行列 T と A′

から A への逆変換（reverse transformation）のための行列 T' を考えた場合、$T' = T^{-1}$ となる必要があります。このように逆変換を可能にするためには、元座標と変換先座標を point to point で対応させる必要があり、実際の計算ではガウス・ニュートン法などのアルゴリズムを導入して最適化を図ります。TBM で扱う画像 A と A′ は非線形変換を必要としますが、最短の移動距離の計算には誤差を伴うため、実際には順方向と逆方向に多少の軌跡のズレが生じる可能性があります。逆にどちらの方向でも軌跡にズレがないということは、A から A′ と A′ から A の軌道が同じ（対称）＝真の最短距離ということであり、精度の高い変換ができたことになります。このように変換と逆変換の対称性を確保することを symmetric deformation あるいは inverse-consistent registration と言います。

TBM では A と A′ を平均した画像（A^m）を作成し、これを時系列の中間点として扱います。この際に画像 A と A′ に存在するノイズや INU などのバイアスを取り除きます。図のように A から A^m、A′ から A^m それぞれの変換のための行列が対称になるように計算を繰り返します。

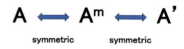

TBM の作業過程を図 XII-1 に提示しました。TBM では Dartel よりも精度の高い geodesic

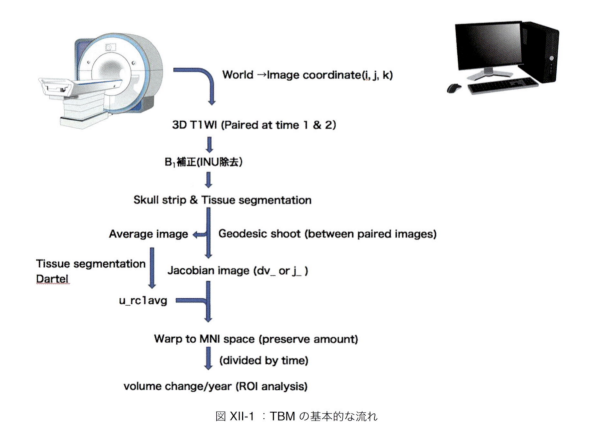

図 XII-1：TBM の基本的な流れ

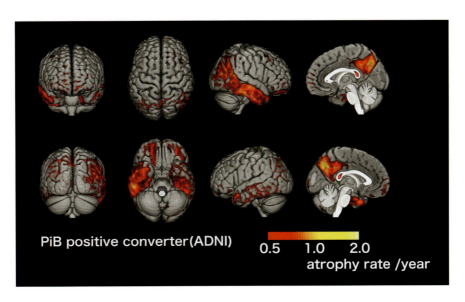

図 XII-2：アミロイド陽性 prodromal AD の年間萎縮率（ADNI データより作成）

shooting というアルゴリズムを diffeomorphic registration に用います。BAAD ではセグメンテーション時の情報を用いて INU の補正と skull stripping をしてから時系列上の 2 つの画像の比較を行いますが、実際には SPM の Tools にある Longitudinal Registration を用いて Divergence rate か Jacobian rate を計算します。得られたデータは現実空間のままなので、この際に作成される平均画像（mid-point average）の MNI 空間への flow field を DARTEL で作成します。これを用いて、先ほどの Divergence rate や Jacobian rate の画像を MNI に変換しますが、この際に preserve amount（modulation）と smoothing（FWHM＝4）を行います。ここで得られた画像は geodesic shooting の際に登録した 2 つの skull strip された脳画像の年齢差（time duration）をそのまま反映しているので、年率に換算するためには年齢差で割る必要があります。参考までに北米の ADNI のデータで萎縮率を計算したものを図 XII-2 に示します。

XIII. Surface-based morphometry（SBM）

1. Tessellation

VBM では cube あるいは voxel を単位として扱っていましたが、SBM では脳表や白質表面などの面（plane）が解析の対象になります。ボクセルの枠にとらわれず sub-voxel level で境界面が決定されるため、VBM よりも空間分解能は優れていると考えられます。SBM では脳表や灰白質―白質の境界面に細かい3角のメッシュを割り当てますが（triangular tessellation）（図 XIII-1）、その方法には大きく top-down approach と bottom-up approach の2つの方法があります。

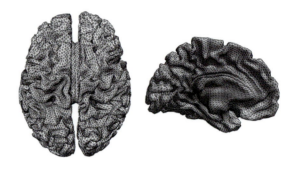

図 XIII-1：脳表の triangular tessellation
SBM では脳表の境界と灰白質―白質境界を決めるのに、3角メッシュをあてる。

Top-down approach はあらかじめ用意した球形のメッシュを変形させて脳表面などの形状にフィットさせる方法で、はじめからメッシュ構造が保たれているため topological な error を気にしなくて済みます。このアプローチでは功緻な変形が必要とされるため、deformable model にはいろいろな工夫が必要です。変形アルゴリズムとして fast marching 法、level-set 法、anatomic segmentation using proximities（ASP）法などが知られていますが、一般に計算には長い時間が必要となります。一方、bottom-up approach は表面に1つひとつの single-tessellation tiles を置いてからそれぞれを結合させメッシュを形成させます。一般に計算時間は短く原型に近い形状が形成されますが、画質によっては self-intersecting polygons、missing triangles（hole、gap）、handle、backwards triangles などの topological error が出現するため、修復する必要があります（図 XIII-2）。基本的な修復法は scan-conversion により volume construction を行い、各頂点から境界までの距離と

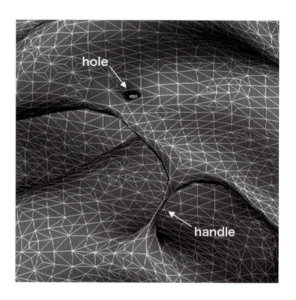

図 XIII-2：SBM における tesselation エラー
SBM.pdf より Human brain mapping symposium 2015

中 (signed) か外 (unsigned) [注5] の位置に対して符号付けをします。全体として境界面と頂点の距離が小さくなるように (0 に近づくように) ラインを引き直すことによって滑らかな曲面になるようにします。例えば marching cubes 法では1つの cube ごとに頂点の8方向から斜めの平面を移動させて距離が最も小さくなるように合わせていきます (図 XIII-3)。

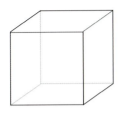 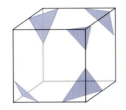 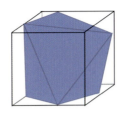

図 XIII-3 : Marching cubes 法
8つの頂点からマーチさせて表面にフィットさせる。

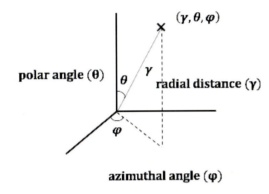

図 XIII-4 : 球座標系における各パラメーター

Spherical harmonics 法では球座標系で topology の修復を行う方法で[19),20)]、まず surface mesh の spherical map を作成します。球座標系では図 XIII-4 のように各頂点の位置は、球中心からの距離 (radial distance)、polar angle (colatitude, zenith angle)、azimuth angle により登録されます。

Spherical harmonics は次式のように展開できます。

$$f(\theta,\phi) = \sum_{l=0}^{B}\sum_{m=-l}^{l} |Y_l^m|_2^{-2} \hat{f}(l,m) \times Y_l^m \qquad |Y_l^m|_2^{-2} = \frac{4\pi}{2l+1} \cdot \frac{(l+m)!}{(l-m)!}$$

ここでの Y_l^m はユークリッド幾何学における距離を示しています。この式の B は bandwidth (BW) で l と m は $|m| \leq l$ の関係にあるそれぞれ多項式の次元と次数を表す整数ですが、このモデルにおける l は垂直方向 (天頂角) の波の数、m は水平方向 (方位角) の波の数 (= 分割数) になります。BW が大きいほど分割数が多くなるので球体表面の狭い範囲を扱うことになります (図 XIII-5)。

BW の範囲の頂点群が形成する多角形 (polygon) において重心座標系 (barycentric coordinate) で頂点の正しい位置を予測して欠損部は補完して修復します。Spherical harmonics は球座標系におけるフーリエ変換と考えると理解しやすく、逆フーリエ変換で元の形状を再構築することができます。この際に高周波 (high BW) フィルターと低周波 (low BW) フィルターを組み合わせることによりアーチファクトを取り除きます。Spherical harmonics は CAT-12

[注5] ボリュームの内側の点はマイナス、境界表面を 0、外側はプラス符号で表面からの距離を表しますので、マイナス符号が必要な内側の点は "signed" と表現されます。

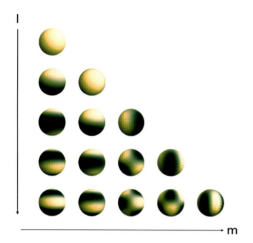

図 XIII-5：球座標系におけるバンド幅の概念

バンド幅を大きくすると分割数が増加する結果、球体表面の狭い範囲を扱うことになる。

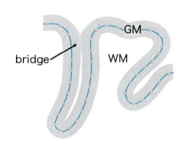

図 XIII-6：脳表の bridge と central surface

脳溝が狭く脳回はしばしば結合してしまうため（bridge）、皮質厚を測定するときに問題となる。そこで脳表境界だけでなく、白質との境界も見つけてその中間の面（central surface）を決める。

における SBM でのアルゴリズムになります。

　SBM では灰白質と白質の境界を手がかりに脳表の境界を決定しますが、これは図 XIII-6 のように "bridge" されている脳溝を正しく認識するためです。ソフトごとに SBM の手法は異なり、例えば FreeSurfer では INU の補正、タライラッハ空間への登録（spatial normalization to stereotaxic space）、白質のセグメンテーション、白質表面の triangular tessellation、smoothing、topology の修復（auto + manual）、白質表面のメッシュを膨張させ灰白質表面（灰白質―髄液境界）に deformation して合わせます。皮質厚の測定は白質表面から最も近い灰白質表面のポイントを検索し、さらにそのポイントから最も近い白質表面のポイントを探索して往復の距離の平均を求めます。ASP から発展した CLASP（Constrained Laplacian-based ASP）は INU 補正と stereotaxic space への登録後、白質以外に灰白質と髄液もセグメンテーションしたのち、白質表面に spherical polygon model を当てはめ、Laplace operator で脳表境界に到るまで膨張させます。Projection-based thickness（PBT）法は、VBM で得られたボクセルの情報から central surface を決めて SBM に移行する手法で、VBM のセグメンテーション情報から SBM を行います。PBT は FreeSurfer と同じように灰白質 → 白質、白質 → 灰白質の近接点による皮質厚を求めますが、従来の SBM 法と異なり計算時間が短く、central surface を使うことによって強固な topology が確保できるため測定精度も優れています[21]。

　SBM による研究においては大脳皮質厚の測定のほか、fractional dimension や gyrification による脳回の形状解析が行われます。VBM とは異なり扱うデータはボクセルではなく境界面であるため、データのフォーマットも NIfTI ではなく GIfTI ファイル（.gii）になります。GIfTI は geometry format under the NIfTI（neuroimaging informatics technology initiative）の略で、VBM の際の NIfTI ファイルとは直接的な互換性はありません。グループ比較のために用いる共通空間が sphere であることも VBM とは著しく異なります。SBM の解析ソフトは FreeSurfer 以外に Brain Visa、CLASP、CRUISE、CARET、Brain Voyager、Brainsuite などがありますが、BAAD では CAT12 に搭載された PBT を用いて SBM 解析を行っていま

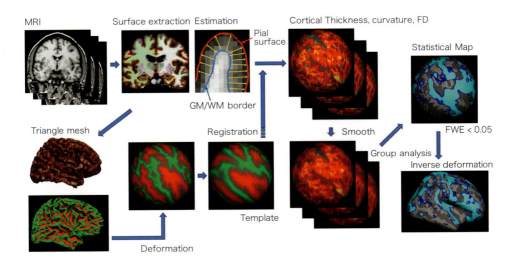

図 XIII-7：SBM の流れ

脳表と灰白質―白質境界を決定して球座標系の標準座標に登録する。測定するものは、皮質厚以外に、脳回の曲率、脳回の fractioal dimension（FD）で、これを統計学的に比較する。

す。PBT による皮質厚の測定は、計算時間が短くラプラス方程式を用いた方法や closest point 法（FreeSurfer）よりも測定精度が高いと言われています[21]。SBM の基本的な流れを図 XIII-7 に示します。

2. 皮質厚（cortical thickness）の測定

大脳皮質厚の測定方法は、大まかに以下のアルゴリズムがあります。

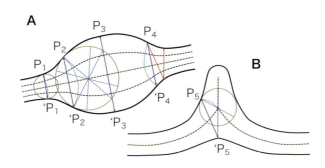

図 XIII-8：皮質厚の測定法（2 面間の距離）

FreeSurfer が採用している closest point method では図 A の赤線のように、必ずしも 1 対 1 の関係にならないことがある。ラプラス法は、いわば両境界の等高線に垂直に進路をとるもので図 A の青い矢印のようになる。Central axis 法では、central surface を円の中心として厚みを測定する。しかし図 B のような場合、ラプラス法や central axis 法ではうまく測定できない。Minimum line integral 法では central surface から放射状にラインを引き図 B の青線のように 2 点を決定する。

- Coupled surface methods；内側と外側の境界にある対応する 2 箇所の vertex point (pairs) 間の距離を求めます。これは例えば ASP で内側（灰白質と白質）境界から外側（灰白質と髄液）境界にメッシュを変形させたときのベクトルの大きさを利用しています[22]。ベクトルの方向が斜めになっていると over estimation になってしまいます。
- Closest point methods；内外境界の最短距離となる point を検索してその直線距離を求めます。白質表面 → 脳表、脳表 → 白質表面の距離を求めその平均値を採用しますが、欠点は図のように往復の関係が必ずしも一致しないことです（図 XIII-8 の赤矢印）。FreeSurfer で採用されています。
- Laplace methods；ラプラスの方程式を用いて軌道を計算します。これは例えば、外側の境界と内側の境界に電圧勾配をかけて、電子がスムーズに動く軌道（滑らかな濃度勾配に従って移動）を求める作業と同じになります。Closest point methods と異なり、ほとんどの場合にユニークな頂点の pair が得られます（図 XIII-8 の青矢印）[23]。CLASP で採用されています。
- Central axis or skeleton methods；皮質の厚みの中央にライン（skeleton）を想定し、これを中心とした円の最大径から皮質厚を計測します（図 XIII-8 の緑の点線と円）。図 B のように極端に肥厚している領域では正円が両側境界に接しないため、頂点を同定できない可能性があります。これに対して、中央ラインから放射状にすべての頂点に線を引き、その最小値を求める方法（minimum line integrals）が提唱されています[24]。PBT による測定も minimum line integrals とほぼ同じ手法になります。

3. フラクタル次元 (fractal dimension, FD) 解析

SBM におけるフラクタル次元（FD）は脳回の形状パターンの指標として、統合失調症や強迫性障害などの解析に利用されています。フラクタル幾何学（fractal geometry）とは従来のユークリッド幾何学（Euclidean geometry）では当てはめにくい自然界の造形を扱うのに適した理論で、再帰的なアルゴリズムで解いていきます。例えば雪の結晶を曲線や直線などの数式で示すことは困難ですが、コッホ（Koch）曲線のようにフラクタル幾何学で解釈することができます（図 XIII-9）。フラクタル（fractal）とは、一見複雑な形状であっても自己相似（self-similarity）が存在する―同じ形の繰り返しによって構成されていることを言います。ユークリッド幾何学では、点は 0 次元、直線や曲線は 1 次元、平面や曲面は 2 次元、立体が 3 次元となり、ある図形の大きさを各次元ごとに 2 倍した場合、全体の大きさは次元数 D に応じて 2^D 倍となります。しかしフラクタル幾何学では次元（D）を整数として扱いません。

ある図形がその図形を縮めた $r = 1/l$ の大きさの繰り返しから形成されている場合、ユークリッド幾何学ではこの小さな図形で元の図形を埋めるためには $N = l^D$ 個が必要となります。例

えば2次元空間における正方形の場合、一辺を2分割（$l=2$）とすると、2^2 個の正方形が必要となります。この関係は両辺に対数をとると以下のようになります。

$$D = \frac{\log N}{\log(l)} = \frac{\log N}{\log(1/r)}$$

N は最大となる l（最小の r）からなるので、

$$D = \lim_{r \to 0} \frac{\log N(r)}{\log(1/r)}$$

ここで $N(r)$ は元の構造の体積あるいは表面積を形成するのに必要な自己相似構造の数となります。

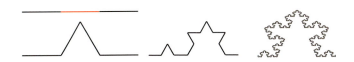
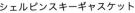
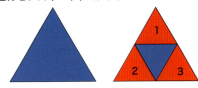

図 XIII-9：フラクタル次元（FD）

コッホ曲線は線分を3等分して中央の線を一辺とする正三角形を描くと同じ線分が4個できるので、FD＝1.26 となる。シェルピンスキーギャスケットの場合、1辺を2分割することにより同じ形の正三角形が3個できるので、FD＝1.58 となる。

上式はハウスドルフ（Hausdorff）の次元式として知られていますが、この式の D をフラクタル次元（fractal dimension）と呼びます。

コンピューターで用いるアルゴリズムとしては大まかに box-counting 法、Brownian motion 法、power spectrum 法などがありますが、CAT12 では spherical harmonic 法で FD を求めています[25]。一般に sine curve のような曲面の脳表の FD は高く、統合失調症の脳では全体的に FD の低下があると言われています。

4. Gyrification index（GI）

複雑で個人差が大きい大脳皮質の凹凸構造―脳溝と脳回にはある一定の規則性があります。人の脳は成長に伴い脳回が形成されますが、この過程は gyrification と呼ばれます。脳に発達障害があると gyrification にも影響が出ることがあり、多小脳回（polymicrogyria）や脳回欠損（agyria）などはその極端な例として知られています。Gyrification index（GI）は、ある一定の容積に占める脳表面積の割合として捉えられ、global GI とは表面から見える（脳溝を無視した）ときの脳表面積に対する全脳表面積の割合を言いますが、SBM では脳表の平均曲率を算出して局所的な GI としてプロットしています。

ある曲線の曲率を求めるために、その曲線の微小部分は円弧で近似できるので、まずこの円弧の曲率半径（curvature radius）を求めます。図 XIII-10 の線分 AB の長さを Δs、円弧の中心から A

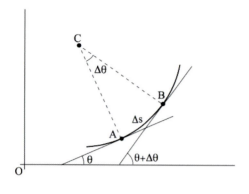

図 XIII-10：曲率半径

点と B 点が作る角度を $\Delta\theta$ とすると曲率半径 R は以下の式で表せます（図 XIII-10）。

$$R = \lim_{\Delta s \to 0} \frac{\Delta s}{\Delta \theta}$$

言い換えると、ある一定距離の近接した A 点と B 点から法線を引くと、その交わる角度は曲率を反映していることになります。

曲面を多面体として考えた場合、複数の頂点に囲まれる曲面の平均曲率（H）は以下のように表せます[26]。

$$H = \frac{1}{R} = \sum \left(\frac{(\bar{x}_v - \breve{x}_v) * N_v}{B_v} \right)^2$$

ここで B_v は頂点群の重心から各頂点までの平均距離、N_v は各頂点からの法線ベクトル（normal vector）で、$N_v \cdot (\bar{x}_v - \breve{x}_v)$ はベクトル群の内積になります。曲率の単位は単位長さ当たりの回転角で、山をプラス、谷をマイナスとして表示します。GI の表示として曲率と曲面の積である全絶対曲率（total absolute curvature）を使うと、図 XIII-11 のように曲線の周波数以外に振幅も GI に反映されます。

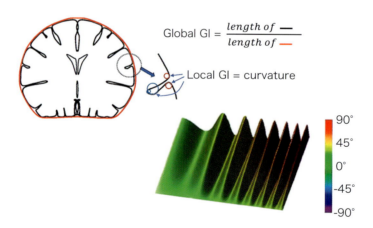

図 XIII-11：Gyrification index（GI）
GI の大きさは周波数と振幅によって決まる。

参考までに図 XIII-12 に SBM で解析した結果を示します。

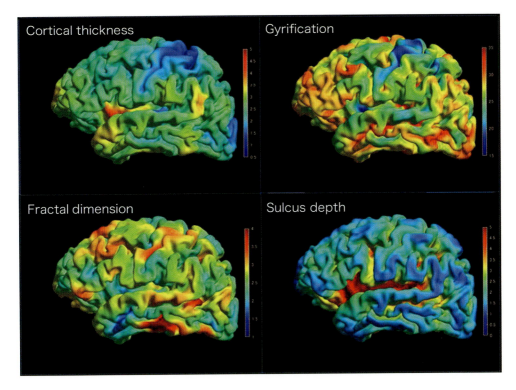

図 XIII-12 : SBM による解析
一次運動野や一次体性感覚野の皮質厚は薄く、島回は厚い。Gyrification と Fractal は部位によって異なることがわかる。

XIV．Artificial Intelligence（AI）

　人工知能（AI）を構築する上では、データをどのように準備するかが重要となります。機械学習ではデータを高次元空間に移して扱いますが、導入する説明変数の数が増えると扱う次元が増えて関数の組み合わせが膨大となり、これに合わせて必要とされるサンプル数も増やす必要が出てきます。結果、計算コストが莫大になるだけでなく最適な解が得られない可能性が出てきます。これは「次元の呪い」として知られていますが、次元の増加は単に計算コストの問題だけではなく、過学習による汎用性の低下につながります。機械学習では巧みにこの問題を回避する仕組みが考案されていますが、投入する説明変数の構成を適切に組み込む工夫も必要で、本章では統計の多重解析法を介して説明変数の構成について解説します。

　また AI では、あらかじめどの機械学習アルゴリズムが目的に合うかを考えておく必要があります。近年話題となっている深層学習（deep learning）は、ニューラルネットワークの階層を多くしたもので、コンピューターの性能向上やビッグデータの構築が可能になり実用性が増してきています。深層学習では大量のデータを与えればコンピューター自身が何らかの判断アルゴリズムを形成してくれますが、一方で、コンピューターがどのように学習したかはブラックボックスで、かつ、大量のデータをどのように準備するかが課題となります。教師データ数が少ない場合（〜1000）には精度が悪くなるため、他の機械学習アルゴリズムを利用した方が予測精度は高くなります。

　サポートベクターマシン（support vector machine: SVM）は、深層学習の1つ前の時代に流行した機械アルゴリズムですが、少ない教師データで効率よく学習させることができるため、臨床データを扱う場合など、今日においても AI のアルゴリズムとして能力を発揮します。難点は教師データに誤りがあると、予測精度が悪くなることと、教師データの準備には医学的な専門的知識が必要になることです。VBM や SBM は大量の解析結果を生み出しますが、これをどう処理するかが問題となります。大量のデータは人の脳では処理しにくいものですが、AI は大量のデータを扱うのが得意であり、人の能力を超えて精度の高い予測をします。この後で紹介する BAAD（Brain Anatomical Analysis using Diffeomorphic deformation）というソフトには AI が搭載されており、診断予測を事後確率で示します。AI は目的に応じて入れ替えることが可能であり、ここではアルツハイマー病（AD）の診断をサポートする AI の有用性を紹介します。

1. カーネル法

　ある空間に分布するデータ x 群を分類するための境界線を引くことを想定した場合、図 XIV-1 左の青線のようにフリーハンドで境界線を描くと完全に分離することができます。しかしこの境界線はあくまでもこの場合にだけ当てはまるものであり、いわゆる過剰適合と呼ばれる状態です。汎用性をもたせるためには、例えば赤線のようにできるだけシンプルな線を用いる必要がありますが、この場合どうしても正しく分けられない点が出てきてしまいます。ここで図 XIV-1 の右のようにプロットを 2 次元ではなく 3 次元だと想像すると、単純な境界面が引ける空間が存在することがわかります。もし x をより高次元の空間（特徴空間）に移動させるような写像関数 $\phi(x)$ を見つければ、線形分離可能な境界が作れる可能性が高くなります。しかしながら写像関数の数（次元数）は無限に近く存在する可能性があるため、実際に適切な写像関数を見つけるのは現実的ではありません。この問題を解決する方法がカーネル法になります。

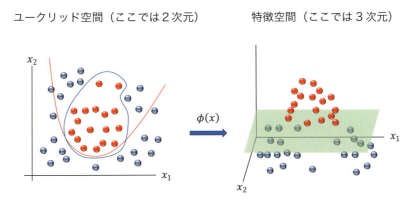

図 XIV-1：次元変換による分離境界の違い

左：通常空間で青と赤を分離する場合、フリーハンドで描いた青線は完全分離を実現しているが、これは汎用性がない。赤線のような滑らかな境界線が必要であるが、完全には分離できない。
右：空間の次元を増加させることにより、簡単な分離面で完全分離が可能である。

　カーネルとは核を意味する単語で、数学ではある関数（行列）をかけると 0 になるベクトルの集合を意味しています。カーネル関数で得られる結果は 2 つのデータ間の類似性を表すもので、カーネル法では写像関数を直接使わずにカーネル関数を用いて特徴空間におけるデータの類似性を扱います。

　元のデータ x を別の空間（特徴空間）へ移動させるときの写像関数を $\Phi(x)$（＝特徴ベクトル）とすると、カーネル関数は次式のようになります。

$$\kappa(x_i, x_j) = \langle \phi(x_i) \cdot \phi(x_i) \rangle \quad \text{あるいは} \quad \kappa(x_i, x_j) = \phi(x_i)^T \cdot \phi(x_j)$$

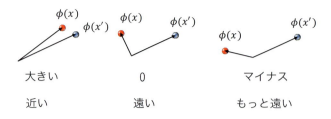

図 XIV-2：カーネルのイメージ

ベクトルの内積が大きいほど、2 つのポイントの位置は近いことになる。SVM で扱うカーネルは正定値カーネルであり、マイナスの分布は扱わない。

このように、カーネル関数は写像された特徴ベクトルの内積（スカラー値）として表現されます。2 つのポイント x_i と x_j の類似度が高いと $\kappa(x_i, x_j)$ は大きな値となり、逆に元の空間（入力空間）上で孤立した点は、特徴空間上では 0 付近に分布することになります（図 XIV-2）。

これだけでは数式の単なる書き換えのように思えますが、カーネル関数を用いると実際に $\Phi(x)$ を計算しなくてもその内積値が得られます。このように $\Phi(x)$ による複雑な計算を避けて、カーネル関数を用いて計算して解を得ることを「カーネルトリック」、このような式の置き換えを「双対表現」と言います。

カーネル法で使うことのできるカーネル関数は、以下の条件を満たす必要があります。

1. 対称性である $\kappa(x_i, x_j) = \kappa(x_j, x_i)$
2. グラム行列 $K_{nm} = \phi(x_n)^T \cdot \phi(x_m) = \kappa(x_n, x_m)$ が半正定値である（Mercer の定理）

ここでグラム行列 K が半正定値であるということは固有ベクトル w に対して $w^T K w \geq 0$ となります（等符号がないときは正定値といいます）。

このような条件を満たすカーネルは以下のようなものがあります。

線形カーネル　　　　　$\kappa(x_i, x_j) = x_i^T x_j$
多項式カーネル　　　　$\kappa(x_i, x_j) = \left(\gamma \cdot x_i^T x_j + b\right)^d \quad (\gamma > 0)$
RBF カーネル　　　　　$\kappa(x_i, x_j) = exp\left(-\|x_i - x_j\|^2 / 2\sigma^2\right) = exp\left(-\gamma \|x_i - x_j\|^2\right) (\sigma > 0)$
　　　　　　　　　　　or $(\gamma > 0)$
双曲線正接カーネル　　$\kappa(x_i, x_j) = tanh\left(\gamma \cdot x_i^T x_j + b\right)$

線形カーネル：訓練データの分布が明らかに線形分離可能であれば、特徴空間へ写像する必要はないのでこれを用います。

多項式カーネル（polynomial kernel）：画像の分類や言語の解析など離散値を扱う場合に使われることが多いようです。b (offset) は通常 1 とします。

RBF（ガウス）カーネル（Radial basis function kernel）：汎用性が高いため、訓練データの分布がわからないときに最初に選択されることが多いようです。基底関数（説明変数）が多くても対応できます。

双曲線正接カーネル (hyperbolic tangent kernel)：シグモイドカーネル (sigmoid kernel) と同じ式になります。ニューラルネットワークの代わりに使われることが多いようです。

> ☞ カーネルでは新たなパラメーターを導入するので、これの最適値を得る必要があります。例えば、RBF カーネルでは γ の最適値を探す必要がありますが、その方法は SVM のところで説明します。

2. サポートベクターマシン（support vector machine; SVM）

訓練データの数が少なくても、データの信頼性が高い場合には SVM が威力を発揮します。基本的には 2 クラスの識別課題を前提に開発された機械学習装置ですが、多クラス SVM の手法も開発されています。ここではまず、基本となるハードマージン SVM について考察し、次により実際的なソフトマージン SVM について概説します。いくつかの数式が出てきますが、ラグランジュの乗数法に馴染みのない読者にはわかりにくいと思われますので、まずラグランジュの乗数法について簡単に説明します。

ラグランジュ乗数法（Method of Lagrange multipliers）

ラグランジュ乗数法は、複数の変数からなる目的関数（多変数関数）の極値（たとえば最大値）を得たい場合に、変数に制約を加えた条件下（制約関数）で目的関数の極値を解く際に用いられます。

束縛条件 $g(x) = 0$ のもとで目的関数 $f(x)$ の最大値を得ることを考えてみます。ここでラグランジュ乗数を λ として、以下のラグランジュ関数の式が成立します。

$$L(x, \lambda) \equiv f(x) + \lambda g(x) \quad x = (x_1, x_2, \ldots, x_M)$$

ここで束縛式 $g(x) = 0$ を与えると、これは M-1 次元の曲面（制約面）を目的式 $f(x)$ 上に作ることになります。束縛式 $g(x)$ の傾き $\nabla g(x)$（∇ は多次元におけるそれぞれの方向の偏微分を意味する）は、この曲面に垂直となる法線です。同様に $f(x)$ の傾き $\nabla f(x)$ はこの曲面に垂直となる法線です。束縛式 $g(x) = 0$ のもとで $f(x)$ の最大値を得るということは、両者が交わらずに接しているところになるので $\nabla g(x)$ と $\nabla f(x)$ は、向きが逆であっても、(M-1) 次元上では必ず平行なベクトルとなります（図 XIV-3）。

したがって $g(x) = 0$ のもとで $f(x)$ が最大値をとるとき、以下の式は必ず成立することになります。

$$\nabla f(x) + \lambda \nabla g(x) = 0$$

ここで λ は $\nabla g(x)$ の方向によってプラスとマイナスのどちらの符合も取り得ますが、この λ をラグランジュ乗数と呼びます。さて、この式は先程のラグランジュ関数 $L(x, \lambda)$ を微分し

して 0 を得たときと同じです。つまり制約条件 $g(x) = 0$ のもとで目的関数 $f(x)$ の最大値を得るためには、ラグランジュ関数の $L(x, \lambda)$ の x と λ の両方に対する停留点を求めればよいことになります。

　これまでは、$g(x) = 0$ という等式制約の条件を想定していましたが、次に $g(x) \geq 0$ という不等式制約の条件下で目的関数 $f(x)$ を最大化することを考えてみます。この場合、解には 2 つの可能性があります。1 つは停留点が $g(x) > 0$ の領域にある場合で、これは無効制約 (inactive constraint) と呼ばれます。一方、停留点が制約面 $g(x) = 0$ の上にある場合は有効制約 (active constraint) と呼ばれます。無効制約条件下では関数 $g(x)$ は存在しないのと同じなので、停留点は $\nabla f(x) = 0$ で求まります。これはラグランジュ関数において、$\lambda = 0$ としたのと同じことになります。有効制約条件下では、解は制約面 $g(x) = 0$ の上にあるので、$\lambda \neq 0$ としたときのラグランジュ関数の停留条件を求めればよいことになります。この際に注意すべきは λ の符合であり、$\lambda > 0$ とする必要があります。これは $f(x)$ が最大値になるためには、その勾配 $\nabla f(x)$ は領域 $g(x) > 0$ の外側方向に向かう必要があるためです。

　以上から、$g(x) \geq 0$ という不等式制約の条件下で目的関数 $f(x)$ を最大化するためには、以下の条件下でラグランジュ関数の停留点を求めることになります。

$$g(x) \geq 0$$

$$\lambda \geq 0$$

$$\lambda g(x) = 0$$

このように不等式制約下で満たすべき条件を Karush-Kuhn-Tucker (KKT) 条件と呼びます。

　もし目的関数 $f(x)$ を最小化したい場合には次式のようにラグランジュ関数を変更します（2 項目の符合をマイナスにする）。

$$L(x, \lambda) \equiv f(x) - \lambda g(x) \quad \lambda \geq 0$$

☞ 例題（図 XIV-3）

$$\text{目的関数 } f(x, y) = -(x^2 + y^2)$$

$$\text{制約関数 } y - 2x + 5 = 0$$

このときの目的関数の最大値を求めると、ラグランジュ関数は以下のようになります。

$$L(x, y) = -(x^2 + y^2) + \lambda(y - 2x + 5)$$

これを x と y で偏微分すると以下の式が得られます。

$$-2x - 2\lambda = 0$$

$$-2y + \lambda = 0$$

したがって、

$$x = -2y \quad x = 2, \ y = -1$$

このように λ は最終的には消去されるので未定乗数とも呼ばれます。

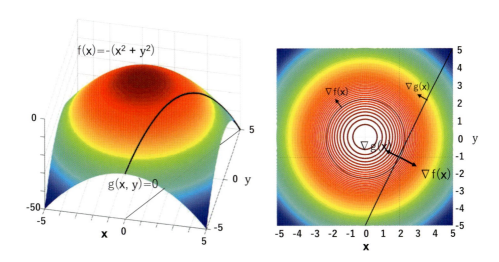

図 XIV-3：ラグランジュ乗数法の例

左：$g(x) = 0$ のもとで $f(x)$ の最大値を得る際に、$g(x)$ を $f(x)$ 上に投射するとその傾きが 0 になるところが $f(x)$ の頂点になることがわかる。
右：$g(x)$ と $f(x)$ の傾きはどちらも垂直方向のベクトルをして示される。それぞれの接点では $\nabla g(x)$ と $\nabla f(x)$ は M -1 次元では平行ベクトルになる。

ハードマージン（Hard-margin principle）

カーネル法により高次元空間での線形分離が可能になることを示しましたが、実際には分離できる境界は図 XIV-4 の緑の点線のようにも引けるため、候補は多数存在します。しかしながら、線形／非線形を問わず境界周囲のマージン（緩衝地帯）が最大になるような境界を設定すれば最適な境界線を定めることができ、これを実行するのが SVM です。

$\Phi(x)$ で表せる高次空間における境界となる識別超平面 $y(x) = 0$ を想定した際に、次式の線形モデルで 2 分類することを考えます。

$$y(x) = w^T \Phi(x) + b \quad \begin{cases} t_n = +1, \ y(x_n) > 0 \\ t_n = -1, \ y(x_n) < 0 \end{cases} \text{ or } t_n y(x_n) > 0$$

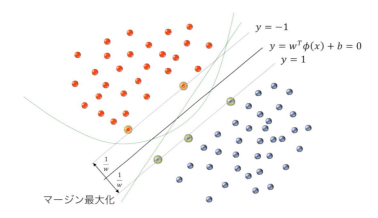

図 XIV-4：ハードマージン SVM における境界の設定

青と赤の点の分離境界を設定する際の境界は緑の点線のように無数に存在する。SVM では境界に近い点（ベクトル）だけを意識して、そのマージンが最大になる位置の境界を設定する。図の太い実線は識別超平面、細い実線は支持境界面を示している。支持境界面上の点をサポートベクトルと呼ぶ。サポートベクトル以外の点は、境界面の設定に影響しない。

この式において、w は識別超平面に対して直交する法線ベクトル、b は法線方向のオフセット（閾値）になります。また、データ x をどちらのグループに分けるかは、$\mathrm{y}(x)$ の符合を調べればよいことになります。

$\mathrm{y}(x)=0$ となる点 x は識別超平面上に位置します。また、$t_n \mathrm{y}(x_n)=1$ となる点 x は、x_n の中で識別超平面に最も近い点となり、支持超平面上に位置します。これを 2 次元で示すと図 XIV-4 のようなイメージになります。

識別超平面から x_n までの距離は、

$$\frac{|\mathrm{y}(x)|}{\|w\|} = \frac{t_n\left(w^T \Phi(x_n) + b\right)}{\|w\|}$$

ここで支持超平面上の点は $|\mathrm{y}(x)|=1$ ですので、識別超平面と支持超平面の距離は、

$$\frac{1}{\|w\|}$$

となります。

マージンを最大化することは、w を最小化することと同じなので、次式を満たす w と b の最適値（最小値）を求めることになります。

$$\arg\min_{w,b} \frac{1}{2}\|w\|^2$$

この最適化問題を双対問題として解くためにラグランジュ（Lagrange）の乗数を導入します。

ここでラグランジュ乗数 $\alpha_i=(\alpha_1, \alpha_2, \ldots, \alpha_N)^T$、$\alpha_i\,(\geq 0)$ は、x_n に対する重みと考えられます[1]。また、w は n に依存しないので[2]、次のような式となります。

$$L(w,b,\alpha) = \frac{1}{2}\|w\|^2 - \sum_{n=1}^{N}\alpha_n\left\{t_n\left(w^T\Phi(x_n)+b\right)-1\right\}$$

1: ここで $\alpha_n = 0$ の点 x_n はマージンに影響しない点（データ）となる。$\alpha_n \neq 0$ の x_n だけがマージンに影響するので、この点をサポートベクターと呼びます。図XIV-4と5ではサポートベクターに黄色い縁を付けています。

2: 支持超平面上の点群（サポートベクター）までの距離はどれも同じになるはずで、次式が成立します。

$$w^T\Phi(x) + b = 1, w^T\Phi(x') + b = -1$$

したがって、

$$w^T\Phi(x-x') = 2、(x-x') = \frac{2}{\|w\|}$$

このラグランジュ関数では、w において最小化、α において最大化することになります。パラメーター w と b でそれぞれ偏微分すると停留点では、

$$\frac{\delta L}{\delta w} = w - \sum_{n=1}^{N}\alpha_n t_n \Phi(x_n) = 0, \quad w = \sum_{n=1}^{N}\alpha_n t_n \Phi(x_n)$$

（マージンは α で規定される：リプレゼンター定理）

$$\frac{\delta L}{\delta b} = \sum_{n=1}^{N}\alpha_n t_n = 0$$

（2群の重みを均等に分配する）

これらの式を $L(w,b,\alpha)$ に代入して w と b を消去すると、以下の式が得られます。

$$\tilde{L}(\alpha) = \sum_{n=1}^{N}\alpha_n - \frac{1}{2}\sum_{n=1}^{N}\sum_{m=1}^{N}\alpha_n\alpha_m t_n t_m \kappa(x_n, x_m)$$

ここで、m; 基底関数の数、n; データの数

結局、このラグランジュ式を α に対して最大化（マージン最大化）すればよいことになります。この式は複雑に見えますが、以下のように考えると理解しやすくなります。

$\sum_{n=1}^{N}\alpha_n$ 　重み全体（定数）

$\sum_{n=1}^{N}\sum_{m=1}^{N}\alpha_n\alpha_m t_n t_m \kappa(x_n, x_m)$ 　この項を小さくするためにカーネル法で解きます。この場合基底関数は双対問題に変換されて直接扱わなくてよいことになります。

分類のためには次式の y(x) の符合を調べることになります。

$$y(x) = \sum_{n=1}^{N} \alpha_n t_n \kappa(x, x_n) + b$$

結局、SVM ではサポートベクターの重み（α）を学習していることになります。

> ☞ M 個の特徴量（説明変数）の場合（適切な $\Phi(x)$ がわからないので、M 個とする）
>
> $$\phi(x) = \{\phi_1(x), \phi_2(x), \phi_3(x)\ldots, \phi_M(x)\}$$
>
> $$\kappa(x_i, x_j) = \sum_{m=1}^{M} \phi_m(x_i)\phi_m(x_j) \quad \phi_m(x) \text{ は基底関数}$$
>
> ☞ リプレゼンター定理とは、特徴空間が無次元空間であっても有限次元での最適化問題に置き換えられることを言います。マージンはデータの数だけの変数をもつ α を最適化することで無次元のものを扱わなくて済みます。

ソフトマージン（Soft-margin principle）

これまでは高次元空間において識別超平面で完全に分離可能であることを想定してきましたが、実際には 2 群に重なりがあり完全に分離できないことが想定されます。また完全分離にこだわると、過剰に適応させる（過学習）ことになり汎用性に問題が出てきます。この状況に対応するためには、誤分類してもある程度許すように SVM を設定する必要があります。

マージンに侵入してきたデータ点に対し、マージン境界（支持超平面）からの距離に比例するようにペナルティを与えるために、スラック変数（slack variable）$\xi_n \geq 0 (n = 1, \ldots, N)$ を導入します。この場合、データが正しく分類され、かつマージンに侵入していない場合には $\xi_n = 0$ （ペナルティなし）とし、それ以外の場合には、次式のように設定します。

$$\xi_n = |t_n - y(x_n)|、(t_n = 1 \text{ or } -1)$$

識別超平面上の点 $y(x_n) = 0$ は $\varepsilon_n = 1$ となります。$0 < \xi_n < 1$ の場合は正しく分類されているがマージンの中に侵入している、誤分類され反対側に侵入している場合は $\xi_n > 1$ となります。サポートベクターはすべて $\alpha_n \neq 0$ となるので、$t_n y(x_n) = 1 - \xi_n$ となることから、ξ_n が 1 を超えると符合が逆転して反対側に侵入していることがわかります（図 XIV-5）。

このように設定された条件で、次式の目的関数を最小化することになります。

$$\min_{w,b,\varepsilon_i} \frac{1}{2}\|w\|^2 + C\sum_{i=1}^{n} \xi_i \quad (\xi_n \geq 0)$$

ここで新たに導入した $C > 0$ は、マージンの大きさ $\|w\|^2$ とスラック変数 ξ_i によるペナル

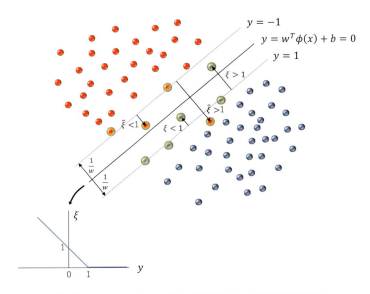

図 XIV-5：ソフトマージン SVM における境界の設定

マージン内に侵入してくるベクトルにペナルティ（ξ）を課す。図のグラフは ξ の値を示すが、形からヒンジ形誤差関数と呼ばれる。

ティの影響とのバランスを制御するためのパラメーターになります。C を大きく設定すると過剰適合となり、$C \to \infty$ ではペナルティを無制限に設定することになるので、完全分離のみを考えていることになります。逆に小さくすると分類の誤りを許容し過剰適合を防ぐことになりますが、小さくしすぎると分類精度が悪くなります。

上の式にラグランジュ乗数（α、μ）を導入すると次式のようになります。

$$L(w,b,\xi,\alpha,\mu) = \frac{1}{2}\|w\|^2 - C\sum_{n=1}^{N}\xi_n - \sum_{n=1}^{N}\alpha_n\{t_n y(x_n) - 1 + \xi_n\} - \sum_{n=1}^{N}\mu_n\xi_n$$

対応する KKT 条件は以下のようになります。

$$\alpha_n \geq 0$$

$$\mu_n \geq 0$$

$$\xi_n \geq 0$$

$$\mu_n\xi_n \geq 0$$

$$t_n y(x_n) - 1 + \xi_n \geq 0$$

$$\alpha_n(t_n y(x_n) - 1 + \xi_n) = 0$$

ラグランジュ関数を ξ において偏微分すると、

$$\frac{\delta L}{\delta \xi_n} = 0 \quad \text{から} \quad \alpha_n = C - \mu_n$$

これは KKT 条件 $\mu_n \geq 0$ から、結局、$0 \leq \alpha_n \leq C$ となります。

パラメーター C は、矩形制約（box constraint）あるいは正則化係数（regularization parameter）と呼ばれます。これは C がマージンの境界を決めており、$0 < \alpha_n < C$ のサポートベクトルは支持超平面上に位置し、$\xi_n = 0$（ペナルティーなし）となります。

ソフトマージン SVM と類似の方法に ν-SVM があります。これは C の代わりにパラメーター ν を導入するもので、マージンを超えるサンプルの割合の上限を ν で制限するものになります。重み全体を表す式に以下の制約が加わることになります。

$$\sum_{n=1}^{N} \alpha_n \geq \nu$$

$$0 \leq \alpha_n \leq \frac{1}{N} \quad (N \text{ はデータ数})$$

C は定数であり事前に決めておく必要がありますが、実際には交差検証や bootstrap 法を使って最適な C を求めることになります。また、RBF カーネルの場合は分散を示すパラメーターである γ も汎用性に影響してくるので、C と γ の双方を同時に調節する必要があります。

データ数が多いと C や γ などのハイパーパラメーターの最適値の探索は時間がかかるので、KKT 条件を満たすようにラグランジュ定数を少しずつ変更する二次計画法（quadratic programming, QP）が考案されています。代表的なものに、sequential minimal optimization (SMO) algorithm, iterative single data algorithm (ISDA) などがあります。

SMO（sequential minimal optimization）

SVM の二次計画法を効率的に解くアルゴリズムとして逐次最小問題最適化法（SMO）があります。これはラグランジュ乗数を 2 つだけにして計算し、繰り返しアルゴリズムを実行することにより最適解を得ようとするものです。この手法のメリットは 1 ループずつ処理するので、コンピューターのメモリを大きくしなくても計算ができ、かつ変数は 2 つだけなので計算時間が短くて済みます。

$\tilde{L}(\alpha)$ を最大化する α_n の条件は以下のようになります。

$$0 \leq \alpha_n \leq C$$
$$\sum_{n=1}^{N} \alpha_n t_n = 0 \quad (t_n = 1 \text{ or} -1)$$

ここで次式を立ててみます。

$$t_1 \alpha_1 + t_2 \alpha_2 = A \text{ (定数)}$$

$$t_1 \alpha_1^{new} + t_2 \alpha_2^{new} = t_1 \alpha_1^{old} + t_2 \alpha_2^{old}$$

$$\alpha_2^{new} = \alpha_2^{old} + t_1 t_2 \left(\alpha_1^{old} - \alpha_1^{new} \right)$$

この式からわかるように、α_1 の変化量によって次の α_2 の値が決まることになる → α_1 だけを変化させて $\tilde{L}(\alpha)$ を最大化する α_n を求めればよいことになります。

多クラス SVM

SVM は基本的には 2 クラス分類器ですが、実際には複数のクラス分類が必要になることがあります。多クラス SVM には一対他方式、一対一方式、誤り訂正出力符合などの方法がとられます。また、多クラスを同時に解析する particle swarm optimization（PSO）法が考案されています。

一対他（one-versus-the-rest）方式

K 個のクラス集団で、C_k のクラスに属するデータとそれ以外に分け K 個の SVM を作成します。この場合、図 XIV-6 のように個々の SVM による予測結果が一致しない可能性が出てきます（灰色領域）。これを避けるために、2 値ではなく連続値を扱うようにします。

$$y(x) = \max_k y_k(x)$$

すなわち、最も大きな識別関数の値を出す SVM のクラス予測を採択し、図 XIV-6 の点線のように分類します（一対他ファジィ SVM）。

一対他方式では C_k とそれ以外に分類するので、C_k 以外に分類されるデータ数が多くなりバ

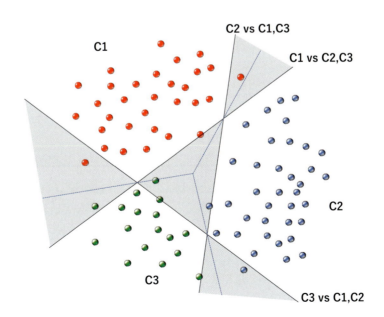

図 XIV-6：One-versus-the-rest 方式による境界の設定
3 種類の SVM による結果に矛盾が生じやすい（灰色は分離不能領域）

ランスが悪くなります。このため C_k のクラスに属する場合の識別関数の値を $+1$、それ以外の場合には $-1/(K-1)$ となるようにすることも考案されています。

一対一（one-versus-one）方式

K 個のクラスにおいて 2 つのクラスの組み合わせを作り、すべてのペアの SVM を作ります。最終的にはそれぞれの SVM の結果を多数決で決めます。一対他 SVM では K 個の SVM であったのに対し、一対一では $K(K-1)/2$ 個の SVM を作ります。したがって、クラス数が多くなると計算に時間がかかります。図 XIV-7 のように一対他方式よりも分類不能領域は小さくなります。

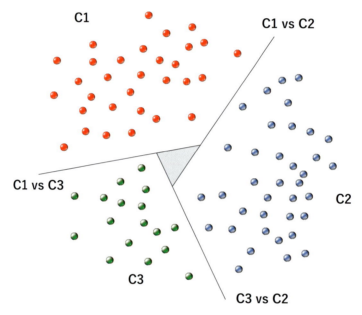

図 XIV-7：One-versus-one 方式による境界の設定
灰色分離不能領域は、one-versus-the-rest 方式よりも少ない。

誤り訂正出力符合（error correcting output code; ECOC）

一対他では K 個の SVM、一対一では $K(K-1)/2$ 個の SVM の学習をさせますが、計算に時間がかかります。ECOC は K と $K(K-1)/2$ 個の間の数の SVM を作成し、頑健性を保持しながら計算量を軽減するようにしています。クラス全体を適当に組み合わせて 2 分割して、SVM に学習させます。次に異なる組み合わせで 2 分割して SVM に学習させます。これを繰り返し複数の SVM 分類器を作成します。各クラスにおける分類器の記号を表 XIV-1 のように 0 と 1 の 2 値で表すようにします。例えば A というクラスでは 6 個の分類器の符合が $(1, 1, 1, 1, 0, 1)$ となります。予測は 16 の分類器の出力の符合と、各クラスの符合を比べ Hamming 距離（誤りの数）が一番小さいクラスに分類します。例えばあるデータの符合が $(1, 0, 0, 0,$

1, 1) の場合、クラス A〜D の Hamming 距離はそれぞれ 4, 1, 2, 5 となるため、このデータはクラス B に分類されることになります。

表 XIV-1：ECOC SVM における code の例

クラス	SVM1	SVM2	SVM3	SVM4	SVM5	SVM6
A	1	1	1	1	0	1
B	1	0	1	0	1	1
C	0	0	0	1	1	1
D	0	1	1	0	0	0

ここで例として、アヤメの種類の分類をいろいろなカーネルを用いて多クラス SVM（ECOC）を実施してみます。2 次元でプロットする都合上、特徴量には花弁の長さと幅の 2 つのみを用いています（図 XIV-8）。線形、多項式、ガウス（RBF）カーネルの特徴が境界線に現れています。

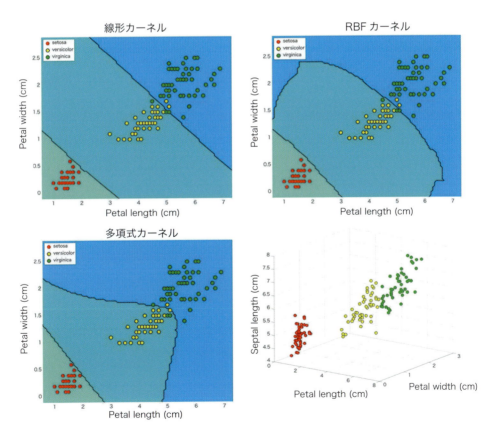

図 XIV-8：アヤメの花弁の幅と長さによる分類

カーネル関数による境界の違い。右下はさらに萼の長さを加えることにより分離境界が改善されることを示す。

3. 脳MR画像によるアルツハイマー病の予測

MRIで撮像した脳の3次元画像から事前に設定したautomated anatomical labeling（AAL）などの関心領域におけるz値を求め、これをRBFカーネルを用いたSVMで診断予測をしました。実際には特徴量はAALだけでも100近くになりますが、SVMがどのように働いているかの感じをつかむために、ADNIのデータベースの症例のVBMのうち、2つの特徴量を2次元でプロットしてみました。影響力が大きいと思われる左の海馬と右の扁桃体をプロットしたときの結果を図XIV-9に示しています。赤い点がAD、青い点が健常者で、左の海馬と右の扁桃体の萎縮の間には相関

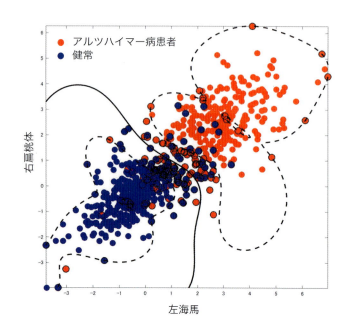

図 XIV-9：北米 ADNI データの SVM による分離境界線
特徴量に左の海馬と右の扁桃体を入力。図の実線は分離境界、点線は支持境界。黒縁の点はサポートベクターを示す。

があることがわかります。図の実線がSVMで得られた境界線で、点線が支持境界線を示しています。サポートベクター（黒線で囲まれた点）は支持境界線上に位置していることがわかります。これは2次元空間における分離ですが、実際にはこれを高次元空間で分離することになります。

アルツハイマー病スコア（ADS）

BAADはVBMで得られた脳の形状の情報をSVMで解析し、「ADらしい脳」をアルツハイマー病スコア（ADS）として提示します。ADSは対象症例の高次元空間における分離超平面からの距離の分布情報からシグモイド関数を用いて事後確率として0〜1の範囲で表しています。SVMのカーネルには適応力の高いRBFを用いています。訓練には北米のADNIデータを用い、ハイパーパラメーターの汎用化にはleave-one-out cross validationを用いて最適化を行っています。試験データにはオーストラリアのADNIであるAIBLと日本のADNIであるJ-ADNIを用いて解析し、臨床での有用性を検証しています。それぞれのグループの構成を表XIV-2に示しています。なお、J-ADNIではAD群の年齢が健常群よりも有意に高い結果でした。統計解析として判別分析を行いSVMの予測精度と比較してみました。統計解析にはIBM SPSS Statistics（バージョン25）を用い、説明変数の選択にはステップワイズ法とleave-one out cross validation を組み合わせて行っています。SVM、判別分析とも、説明変数（特徴量）として脳の290部位で計測したz値を用いました。SPSSによる判別分析では、ADと健常者に関係する影響力の大きな14の測定領域が選択されたため、そのz値の合計値を用いて判別しています。

表 XIV-2 ：各 ADNI 研究における対象例の内訳

	ADNI		AIBL		J–ADNI	
症例数	正常(389)	AD (314)	正常(445)	AD (72)	正常(153)	AD (149)
年齢	73.7±6.0	74.7±7.8	72.4±6.3	73.1±7.9	68.2±5.7	74.0±6.5
性（M/F）	186/203	173/141	192/252*	30/42	73/80	64/85
MMSE	29.0±0.8	21.4±3.4	28.7±1.2	20.5±5.6	29.1±1.3	22.5±1.8

水色の pair は $p < 0.001$（t-test）
* AIBL は性不明が1例存在

北米 ADNI、AIBL、J–ADNI における予測精度の結果を図 XIV-10 に示します。上段の SVM による診断予測は下段の判別分析法と比較して予測精度が高いことを示しています。北米の ADNI と比較して AIBL や J–ADNI では若干 AUC の低下は認められますが、大きな低

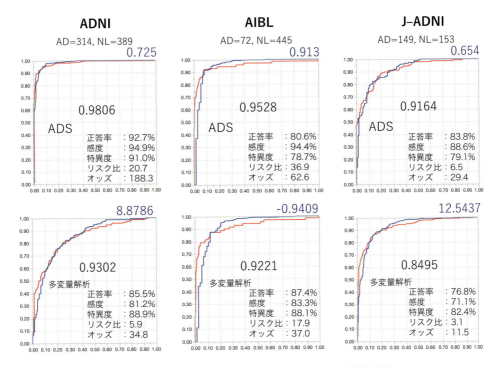

図 XIV-10 ：それぞれの ADNI study における診断予測

上段；ADS の結果。下段；多変量解析の結果。青字の数値はカットオフ値。グラフ中央の数値は AUC（ROC 曲線下面積）

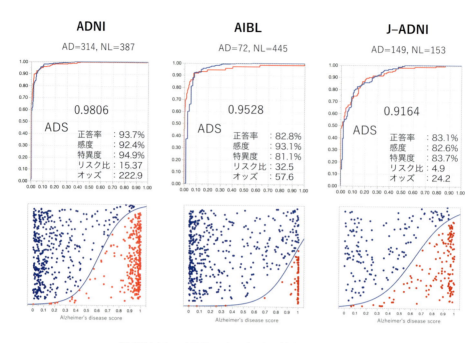

図 XIV-11：ADS のカットオフ値を 0.7 に固定

上段グラフのグラフ中央の数値は AUC（ROC 曲線下面積）。下段はアルツハイマー群（赤）と健常者（青）における ADS の分布を示す。

下はなく汎用性は保たれていることがわかります。これらの結果はそれぞれの研究における最適なカットオフ値で精度を評価したものですが、ADS のカットオフ値を 0.7 に固定したときの結果を図 XIV-11 に示します。J–ADNI では、感度、特異度、正答率ともに 80％を超える値であり、ADS による予測が日本人においても有用であることが示唆されています。J–ADNI で感度を 90％以上にしたときの ADS のカットオフ値は 0.54 で、そのときの正答率は 82.1％、感度は 90.6％、特異度は 73.9％、オッズは 27.2 となっています。脳の萎縮が認知症を引き起こしていると解釈すると、ADS で陽性となる脳萎縮のある症例が実際に AD になる相対リスクは 5 倍程度になります。参考までに、VSRAD で J–ADNI を解析した結果、正答率は 74.5％、感度は 78.6％、特異度は 71.6％、オッズは 9.2 であり、精度は ADS よりも悪い結果でした。

AD コンバーター

ADS＝0.8～1 の間に AD と同じように分布する健常者のグループが存在することがわかります（図 XIV-11）。これは AD の症例と似たような脳萎縮はあるが、認知機能は正常に保たれている症例と思われます。そこで、北米の ADNI データベースで MCI と診断されている症例において、将来 AD にコンバートする症例を ADS でどの程度予測できるかを調べてみました。北米 ADNI で経過観察ができた症例を検討すると、MCI から AD にコンバートした症例は 303

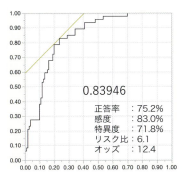
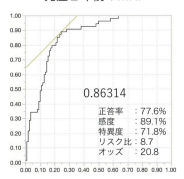

発症3年前のMRI　　発症2年前のMRI

図 XIV-12：軽度認知障害（MCI）におけるコンバーターの予測
左；アルツハイマー病発症3年前の ADS による予測精度。右；アルツハイマー病発症2年前の ADS による予測精度。

例、MCI のままが 562 例、MCI から健常に逆コンバートした症例が 33 例。コンバートした 303 例のうち、診断から 3 年未満にコンバートした症例を除くと 47 例が残り、このグループを progressive MCI（pMCI）としました。コンバートしなかった、あるいは逆コンバートした 595 例のうち、4 年以上コンバートしなかった症例を stable MCI（sMCI）としました。なお、MCI と診断後にコンバートした症例は、80％以上が 2 年以内にコンバートしています。pMCI の症例の MRI はコンバートから 3 年前のもので判定しました。結果を図 XIV-12 に示します。ADS のカットオフを 0.54 とした場合、3 年後に AD 発症を予測する場合、正答率は 75.2％、感度は 83.0％、特異度は 71.8％、オッズは 12.4、相対危険度は 6.1。同様に 2 年前の MRI 検査に対する 55 例の検討では、正答率は 77.6％、感度は 89.1％、特異度は 71.8％、オッズは 20.8、相対危険度は 8.7。これらの結果は、認知機能の低下が軽度でも ADS の値が高い症例は、将来 AD にコンバートする危険性があることを示唆しています。

Hippocampal sparing AD

病理で AD と確定された症例の中に、海馬に萎縮のないグループが全体の 10〜15％に存在すると言われています[27]。我々は以前に AD の萎縮のパターンを 4 タイプに分類しましたが、この中で大脳皮質の萎縮はあるが海馬の萎縮が見られないグループの存在を報告しています[28]。そこで AI がこのようなグループを実際にどのように判断しているかを検討してみました。北米 ADNI の AD 群 314 例の中で、左右のどちらの海馬も 1.5 SD を超えていない（海馬に萎縮のない）症例は 32 例でした。このうち ADS が 0.7 を超えている症例は 15 例でした。このことから、海馬に萎縮がなくても半数近くの症例は AI が AD を示唆しているという結果でした。この 15 例の萎縮パターンを調べる目的で、北米 ADNI の健常者 389 例とグループ比較すると、これらの症例の特徴は海馬に萎縮はないものの、扁桃体、嗅内野、側頭葉外側と底面、頭頂葉、後部帯状回、前頭葉底面に萎縮が見られることがわかりました（図 XIV-13）。このこと

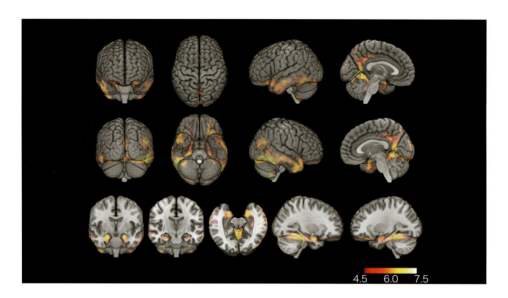

図 XIV-13 : Hippocampal-sparing Alzheimer's disease の萎縮領域

海馬の萎縮はなく、扁桃体、側頭葉外側と底面、頭頂葉、後部帯状回、前頭葉底面の萎縮が見られる。なお、FWE peak< 0.5 の閾値は 4.5、resel は 929 voxels であった。

から、少なくとも AI は海馬に萎縮がない症例であっても AD らしさを認識していることがわかります。

静磁場の強さの影響

次に 1.5T と 3.0T における静磁場の強さが ADS に与える影響を VSRAD と比較してみました。J–ADNI では同一被検者で両方の静磁場で検査している症例が 22 例あり、その中で 1.5T と 3.0T で診断予測が異なる症例は、ADS では 1 例もなく、VSRAD では 3 例認められました。その 3 例の結果を図 XIV-14 に示します。ADS では 1.5T と 3.0T による数値に大きな差はないのに対し、VSRAD では VOI の値が 2.0 の上下に跨がっています。ADS は多くの観測領域の結果を反映しているため、静磁場の強さのばらつきが補正されていると推測されます。

第 2 章　基礎編

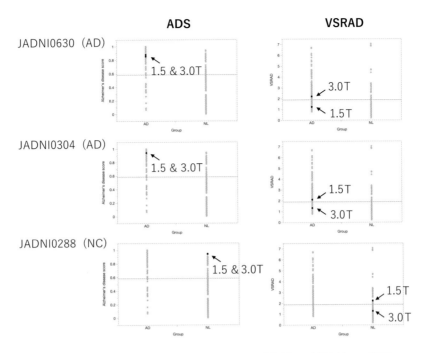

図 XIV-14：静磁場の違いによる ADS と VSRAD の VOI 値への影響

ADS では静磁場の強さの影響をあまり受けないが、VSRAD では静磁場の強さによって結果が異なる場合がある（J–ADNI のデータより）。

実践編

第3章

　この章はソフトのマニュアル、チュートリアル編になります。SPM12を使うためにはMATLAB®という数値解析ソフトを購入する必要がありますが、BAADをインストールすればMATLABなしでもSPM12が使えます。

　BAADは、http://www.shiga-med.ac.jp/~hqbioph/BAAD/Welcome_to_BAAD.html からインターネットを介してダウンロードできます。BAADはWindows OSが英語版の場合には自動的に英文表記になりますので、海外の研究者でも使いやすくなっています。

　BAADを使うことにより、ほぼ全自動でVBMの解析結果を手にすることができますが、SPM12で解析したい場合にも対応しています。

　BAADのアイコンの図は滋賀県の県鳥であるカイツブリを模しています。カモのような水鳥ですが、小柄で頬から頸部にかけて赤褐色をしているのが特徴です。

BAADのインストール／アンインストールと起動

システム条件

Windows 7 以降、64bit OS、メモリ 4GB 以上、HDD 容量 14GB 以上必要です。

【重要】BAAD は研究を目的に開発されたものです。臨床への使用は研究者自身の責任において実施してください。データを格納しておくフォルダなど、BAAD で扱うフォルダの名称を日本語表記にするとエラーになることがありますので、フォルダの名称は英文表記にしてください。

インストール

BAADSetup.exe をダブルクリックしてインストールしてください。

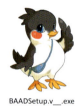

BAADSetup.v__.exe

「セットアップ開始」をクリック。

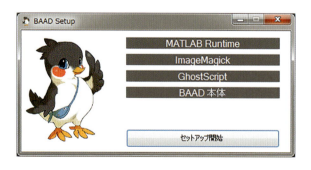

パスワードに「**kaitsuburi**」（かいつぶり）と入力。

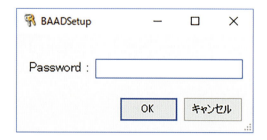

ライセンス条項を熟読して問題がなければ「同意する (A)」を選択して「次へ (N) >」。
下のダイアログが表示されたらインストールする場所を指定して、「次へ (N) >」をクリック。

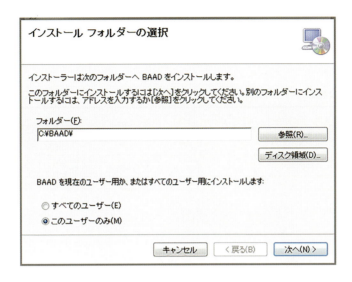

以後下のようなダイアログが表示されたら、「はい (Y)」をクリックして進みます。

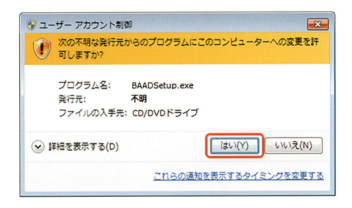

BAAD のインストールが始まります。

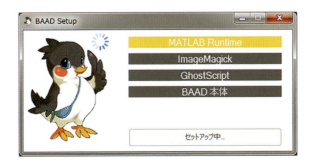

インストールが終了すると次のダイアログが表示されますので、「閉じる (C)」で終了します。

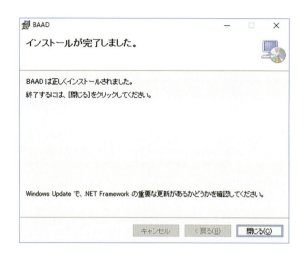

最後に対照群などのデータがコピーされます。

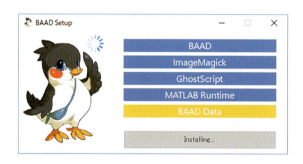

インストールはすべて完了しました。

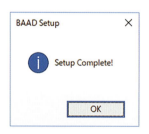

アンインストール

Windows のスタートメニューから BAAD_uninstall を選択して、表示に従って進めてください。

「アプリケーションの削除」ダイアログが出たら、削除対象のアプリケーションにチェックをつけて「アンインストール」ボタンをクリックしてください。

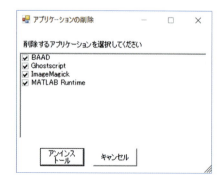

BAADの起動

アプリケーションを起動します。デスクトップの「BAAD」ショートカットをダブルクリックします。

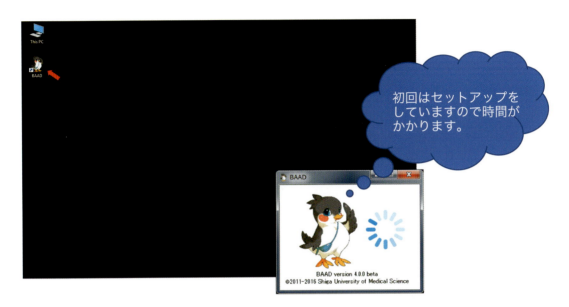

BAADの基本ウィンドウが表示されます。

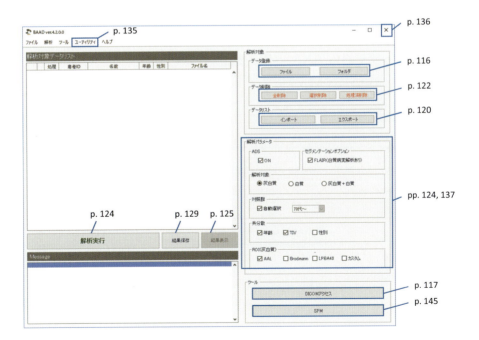

BAADの使い方

ファイル/フォルダ読込

・Analyze/NIfTI ファイルの場合

1. Analyze/NIfTI ファイル（shift で複数選択も可）を読み込みます。フォルダの場合はその中のすべてのファイルを読み込みます。

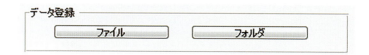

2. ファイル／フォルダ選択ダイアログが表示されます。

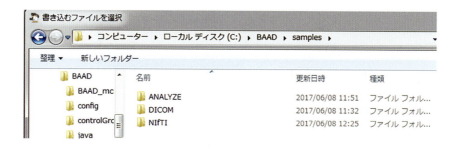

今回はサンプルデータの ANALYZE を選択します。

BAAD¥samples の ANALYZE フォルダを選択します。

"shift" キーを使って 2 つのファイルを選択します。

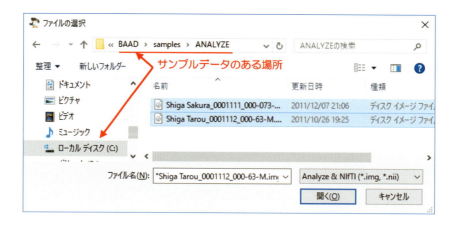

ファイル名が以下のフォーマットに従っている場合は、自動的に名前・年齢・性別が入力された状態になります。

NAME_Patient ID_Series UID-AGE-S-Sequence.img

NAME：名前、AGE：年齢、S：性別（M＝男性／F＝女性）

※ "-"（ハイフン）は区切り文字として解釈しますので、名前にこれらが含まれていると正しく解釈されません。

・NIfTIファイルの場合

BAAD¥samplesのNIfTIフォルダを開けます。

この例では、3DT1画像のみ選択します（FLAIR画像は自動で認識されますので、ここでは読み込みません）。

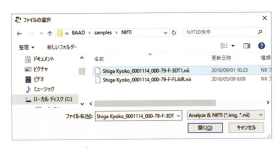

・DICOMファイルの場合

右下のDICOMアクセスをクリックします。

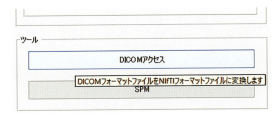

DICOM閲覧をクリックします。

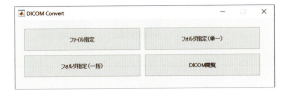

BAAD¥samplesのDICOMフォルダを選択します。

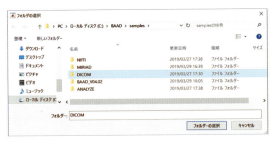

図のような詳細設定画面が出てきます。

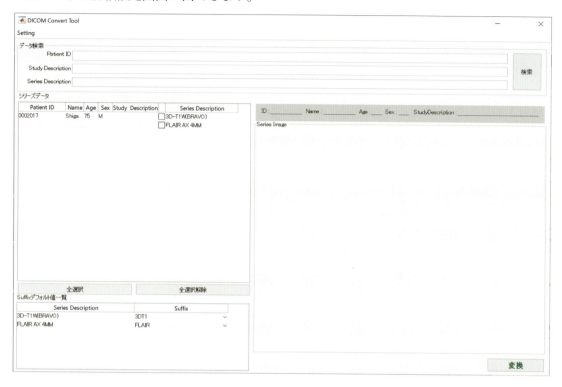

被験者情報のどこかをクリックするとその画像が右のパネルに表示されます。

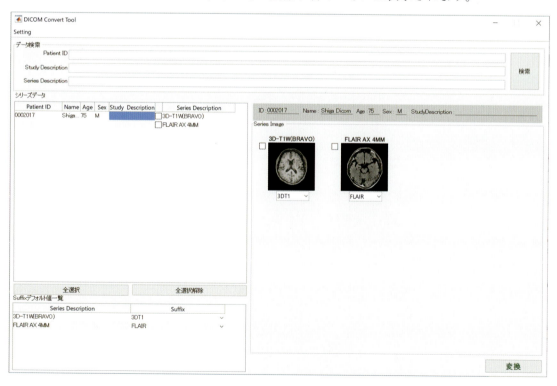

図のように表示された画像とシークエンス（3DT1、FLAIR）が合っていれば、それぞれを選択して**変換**ボタンをクリックします。異なる場合は pull down して適切なものを選択します。

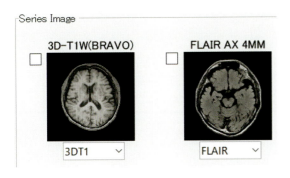
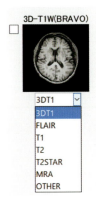

　変換後のファイルの出力先のフォルダを聞いてくるので指定してください。

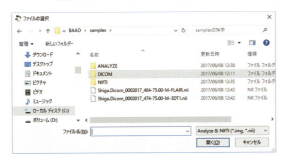

　指定したフォルダに NIfTI ファイルができているので、3DT1 画像のみ（FLAIR 画像は選択しない）を取り込みます（NIfTI ファイルの取り込み参照）。この際、FLAIR は自動的に照合されています。図のように BAAD に複数のファイルが取り込まれています。

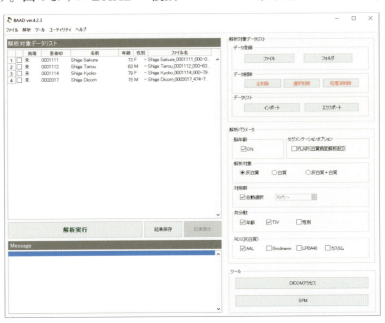

ここでセグメンテーションオプションのFLAIRに✔を入れます。

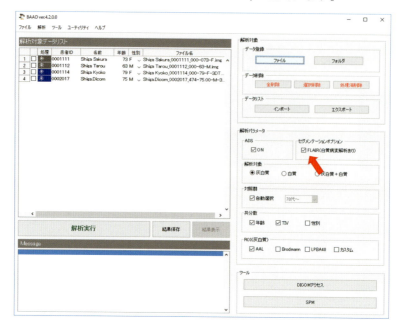

ShigaKyokoとShigaDicomの処置欄が青色に変わります。このオプションは、FLAIRを使って白質病変の体積を測定する際に使います。

データリストの作成と読込

・データリストの保存

【機能】解析対象データのリストをファイルに保存します。

データリストの「エクスポート」をクリックします。出力先を指定して任意のファイル名を入力します。

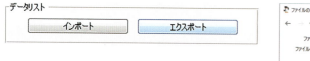 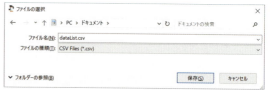

※この操作をしなくても、最後に読み込んだデータのリストはBAAD/configに"patientList.csv"として自動的に保存されています。

> ☞ データリストファイルはエクセルで編集することが可能です。
> 例えば何かの都合で、データを保存している場所を変えた場合、ファイル内のデータのパスをエクセルで編集すれば、BAADに読み込ませることが可能です。

図のような csv ファイルとして保存されています（エクセル以外に、OpenOffice などでも開くことができます）。

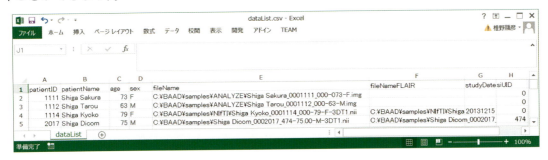

・既存データリストの読み込み

【機能】解析対象データのリストをファイルから読み込みます（データリスト保存機能を使ってファイルを作成している場合に利用します）。BAAD 起動時には、最後に自動保存したデータリストを自動的に読み込んでいます。

1. データリストの「インポート」をクリックします。

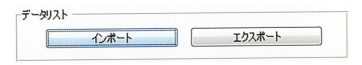

2. BAAD は最後のデータリストを既に自動読み込みしますので下のようなダイアログが出てきますが、「**はい**」を選択します。

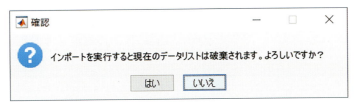

3. 先ほど作った csv ファイルを選択して読み込みます。

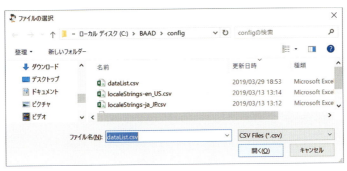

指定されたデータリストが読み込まれます。

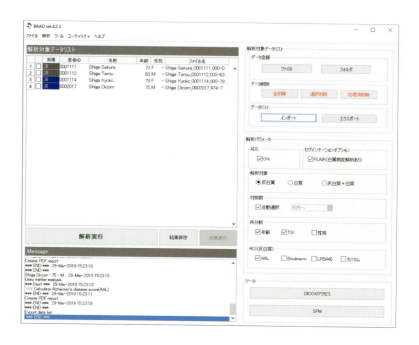

☞ ここで読み込んだリストにおけるBAADの解析条件は、"データリスト保存"をした時点での解析条件になっています。例えば、BAADの解析後に"データリスト保存"をした場合には、処理は『済』になっています。BAAD解析条件を変更する（例えば、灰白質解析から白質解析に変更する、共変量を変更する）と処理は『未』の状態になります。

☞ 処理『済』と『未』が混在した状態で"開始"をクリックしても問題はありません。処理『済』の症例の場合は、再計算せずに結果のみ再表示し、次の症例の処理に移ります。"処理済削除"ボタンをクリックすると処理『未』の症例のみがリストに残ります。

データリストの削除

・全削除

　【機能】データリストの内容をすべて削除します。

　1.「全削除」ボタンをクリックします。

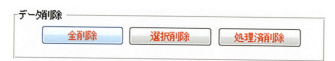

2. 削除確認のダイアログで「はい」ボタンをクリックします。

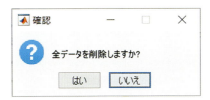

3. 全データが削除されます。

・選択削除

【機能】チェックボックスが選択されているデータリストの内容を削除します。

1. 削除したいデータの**チェックボックス**をクリックし、「選択削除」ボタンをクリックします。

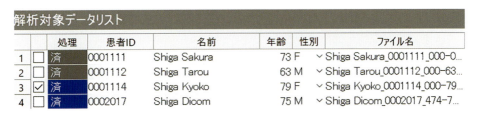

2. 指定されたデータが削除されます。

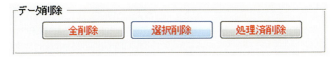

・処理済削除

【機能】処理済のデータを削除します。

1. 「処理済削除」ボタンをクリックします。

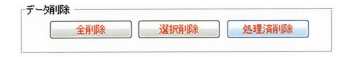

2. 処理済のデータが削除され、処理されていないデータが残ります。

解析実施

【機能】データリストの未処理のデータを解析します。

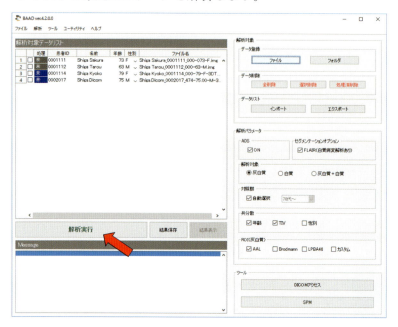

解析パラメータ（ADS・白質病変・解析対象・対照群・共分散・ROI）を指定して、「解析実行」ボタンをクリックします。解析が終わったデータの「処理」欄は「済」となります。

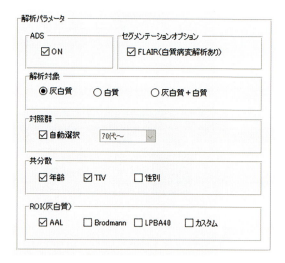

※「処理」欄が「済*」となっているデータは、画像に問題のある可能性があります。画像品質の確認方法は次項の「結果閲覧」を参照してください。

第 3 章　実践編

結果閲覧

【機能】解析結果を表示します。

1. 処理済のデータの任意の項目（行内のどこでも）をクリックし選択状態にすると、「結果表示」ボタンがクリック可能になります。

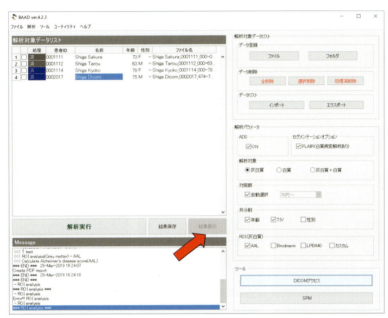

2. 「結果表示」ボタンをクリックして結果画像ウィンドウと ROI 解析結果を表示させます。

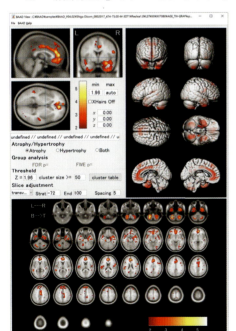
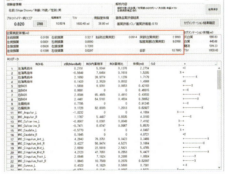

※赤枠は白質病変の体積を表示しています。この結果はセグメンテーションのオプションで FLAIR を選択した時に出力されます。

125

セグメンテーション結果確認

1. ROI結果画面の右上にある「セグメンテーション結果確認」をクリックします。

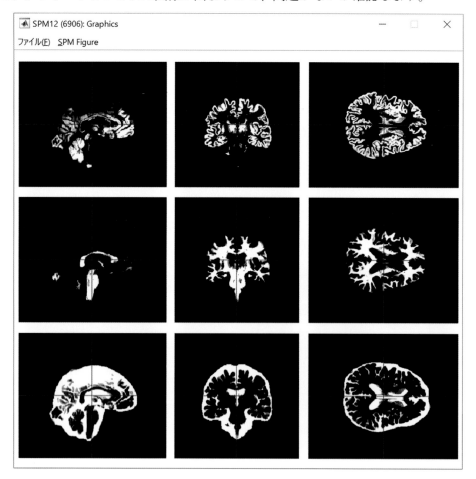

2. セグメンテーションされた画像が出ますので、問題がないか確認します。

解析結果の保存と閲覧

・単一症例の結果保存

1. ROI結果画面の右上にある「結果保存」をクリックします。

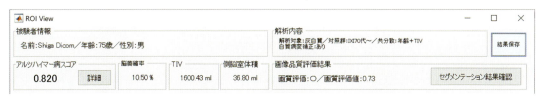

2. 保存するフォルダを開いた後、任意のファイル名を入力し「保存」をクリック。

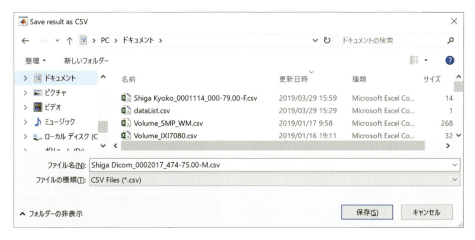

図のようなcsvファイルとして保存されます。

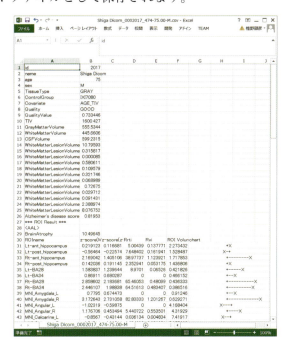

・単一症例の結果（PDF ファイル）閲覧

図のように PDF や JPEG ファイルが作業フォルダに格納されているのでこれを閲覧します。

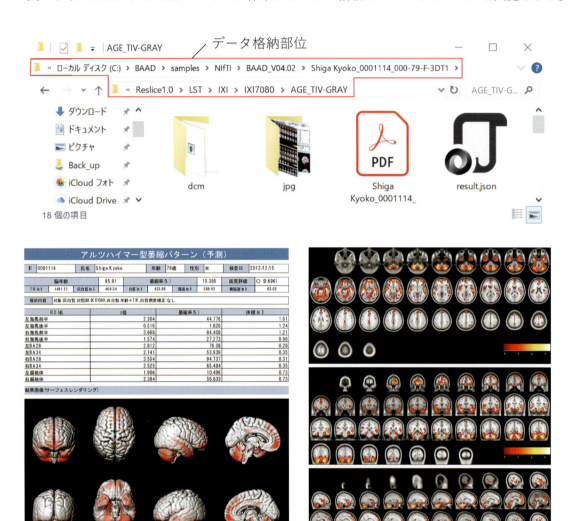

第 3 章　実践編

・複数症例の結果保存

【機能】複数の症例の結果をエクセルに一括保存します。

「結果保存」をクリックしてデータを保存します。

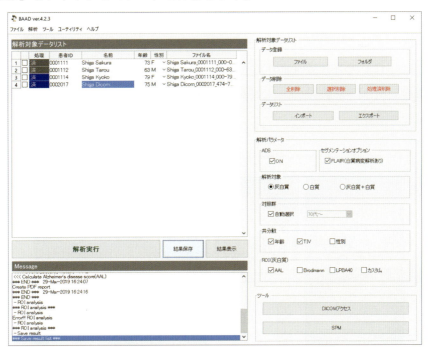

ファイル名と保存場所を指定します。

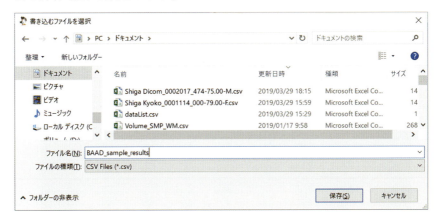

図のようなエクセルファイルとして保存されますので、統計解析などに使います。

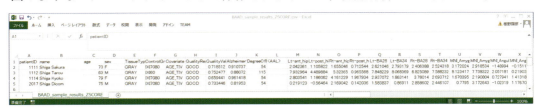

BAAD結果表示（BAAD Viewer）

　BAADの解析結果はPDF、ならびにDICOMファイルとして保存されています。また、BAAD Viewerでは、PC上で検定閾値を変更するなど簡単な解析ができるようになっています。BAAD Viewerのみをインストールして、BAADの情報をインターネットを介して閲覧することも可能です。

　BAAD Viewerは、大脳縦裂内面の表示、クラスターの統計計算には"non-stationary"の補正をするなど、SPMの機能を拡大しています。RFTにおけるnon-stationaryの補正の詳細は、基礎編を参照してください。

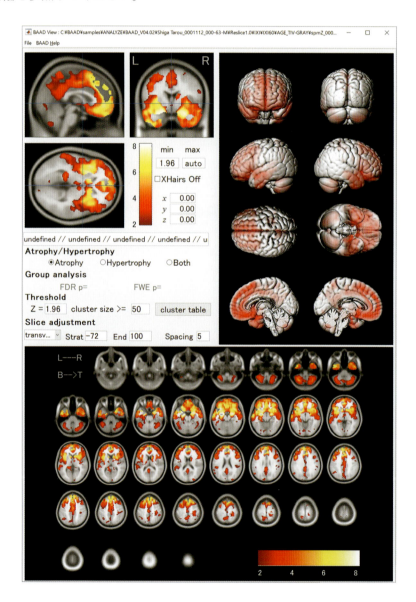

萎縮-肥大、検定閾値の変更

Atrophy/Hypertrophy 欄の "Both" は肥大部位と萎縮部位の双方を同時に表示します。"Atrophy" は萎縮部位を表示、"Hypertrophy" は肥大部位を表示します。

z 値の域値は任意に変更できます。

試しに、z 値を 3 に変更します。

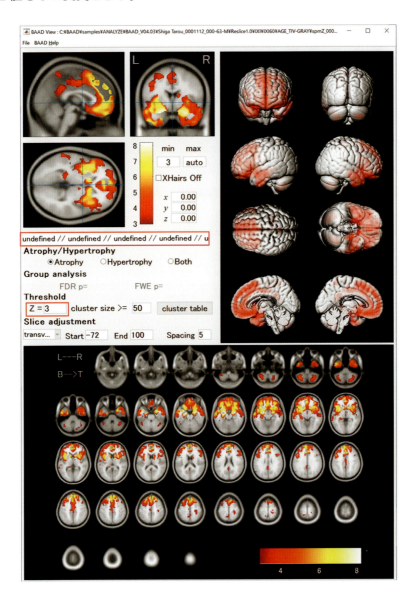

解剖学的位置の確認

画面左上の脳をクリックして十字ラインの位置を変更すると、その部位の解剖名が下に表示されます。

スライス画面の変更

TransverseをCoronalに変えて、Spacingを5から1に変更してみます。

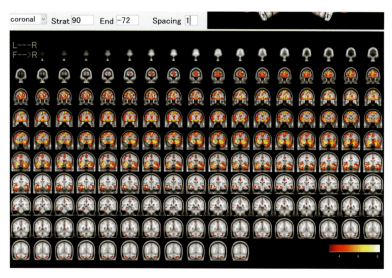

スライスする範囲はStartとEndの数値を変えることで変更できます。

ビューワー画面の保存

DICOMファイルの他、PDFなどのファイルに保存できます。

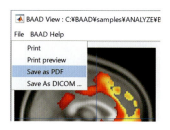

SPMによる群間比較の結果表示

BAADは後に説明するSPMで解析した結果のROI解析を行うことができます。ここではサンプルデータとして用意したMIRIADの解析結果で試してみます。BAADツールからGroup Analysisを起動させます。

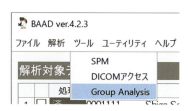

Samples の中の MIRIAD フォルダーを選択します。

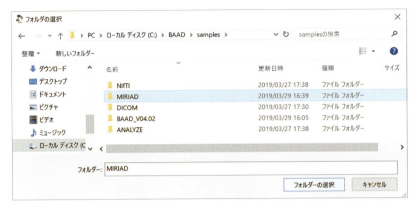

図のような結果が表示されるので、FWE に 0.05 と入力します。Z の値が 4.937 に変化したことを確認してください。

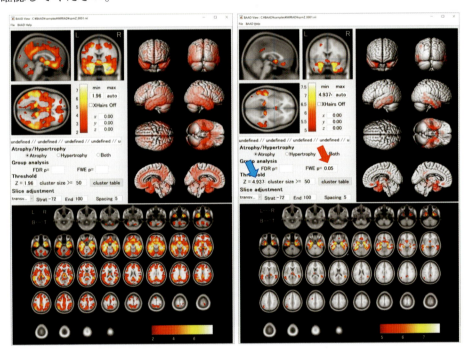

その下の "cluster table" をクリックしてみます。SPM の統計解析と同じ画面が出てきますので、操作を進めます（SPM の results を参照）。

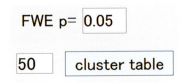

表の FWEp（ピーク）の閾値が 4.94 であることを確認してください。

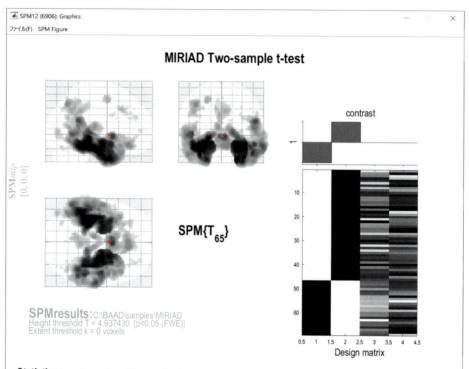

BAAD ユーティリティ

BAAD のユーティリティにはいくつかのプログラムが含まれています。

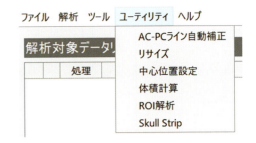

・AC-PC ライン自動補正

3DT1 画像が AC-PC ラインから極端にズレていると、VBM の解析時にエラーとなります。AC-PC 位置補正はマニュアルでも可能ですが（SPM12 のチュートリアルを参照）、このプログラムは大まかですが AC-PC を自動的に補正します。補正したいファイル（NIfTI）を選択して実行して下さい。

・リサイズ

ボクセルのサイズを変更したい時に用います。例えば 1 mm 立方体にしたい場合は、Vox Dims に [1 1 1] と入力します。リサイズの範囲は変更しないので、Bound Box は nan のままにしておきます。実行すると "r" が先頭に付いた名前で保存されます。リサイズされているかどうかを確認するためには、SPM12 の Display で表示させます。

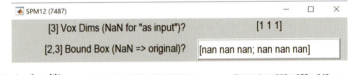
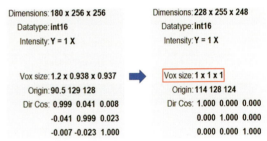

・中心位置設定

3DT1 画像を原点付近に変更します。AC-PC ライン補正のように傾きは調整しません。

・体積計算

灰白質、白質、髄液などの体積値を csv ファイルとして出力します。はじめに出力先と出力名を設定してから、セグメンテーション画像（c1, c2, c3）を選択して実行します。

・ROI 解析

AAL、Brodman などの ROI の平均値を計算して csv ファイルとして出力します。計算するデータは MNI 空間のもの（例えば mws*画像）を使って下さい。

・Skull Strip

TBM の際に実行する skull strip を自動で行います。複数のファイルを一挙に処理するときに便利です。c1、c2、bias correct 後の画像が入っているフォルダを選択して実行して下さい。

アプリケーションの終了

右上の「×」ボタンをクリックします。

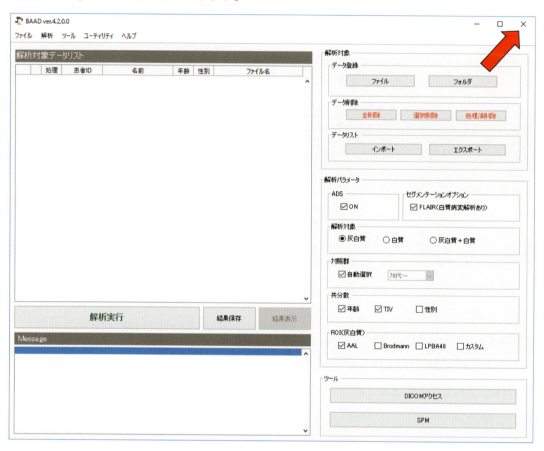

解析パラメータ

■ ADS（Alzheimer's disease Score）

アルツハイマー病の可能性を BAAD に搭載された人工知能が示しています。数値の範囲は 0 から 1.0 で、1.0 に近いほどアルツハイマー病である可能性が高いことを示しています。

■ FLAIR（白質病変解析あり）

セグメンテーションの際に白質病変の灰白質への混入を防ぎます。また白質病変の体積を計算します。3DT1 強調画像以外に FLAIR 画像が必要になります。

■解析対象

解析対象の選択肢は以下の通りです。

- 灰白質
- 白質
- 灰白質+白質

■対照群

brain-development.org の data base にある IXI データセットを対照群としています。

自動選択にチェックが入っている場合

被験者の年齢に応じて、自動的に対照群の年代が選択されます。表の右列の数値はサブジェクト数を示しています。

被験者年齢	自動選択される対照群	対照群データ数
20～29歳	20歳代	100
30～39歳	30歳代	99
40～49歳	40歳代	89
50～59歳	50歳代	99
60～69歳	60歳代	118
70歳～	70歳代～	57

対照群の世代を変更したい場合は、自動選択のチェックをはずして任意の年代を選択します。

※t検定で年齢を共変量に入れる場合は、年代ごとの補正になります。被験者が65歳の場合で自動選択、あるいは60～69歳を対照群にしている場合は、60～69歳群における"65歳"の補正になります。

※例えば加齢変化を調べたいときは、対照群を20歳代に固定します。

■共分散

t-検定の共変量の選択肢は以下のとおりです。

- 年齢
- TIV
- 性別
- なし

> ☞ 共変量にTIV（頭蓋内容積）を入れるのは以下の理由からです。身長に個人差があるように、脳の体積にも個人差があります。また、脳の体積は成人以降は加齢とともに減少すると思われます。そこで、脳の体積の個人差を補正する目的で頭蓋内容積を共変量に入れます。このことにより、元々脳が小さい場合に"脳萎縮"として判定されることを防ぎます。頭蓋内容積が個人の脳体積の最大値に相関すると仮定しているので、何らかの理由で先天的に脳室や硬膜下腔が拡大しているために頭蓋内容積が大きい場合には問題があるかもしれません。
>
> 　共変量にTIVが入っているということは、ボクセルごとにTIVが関係してくることになります。Global normalizationの場合にはこのような局所（ボクセルごと）の補正が入りませんが、自由度が1つ増えることになります。詳細は、SPM編を参照してください。

■ ROI

- Automated Anatomical Labeling（AAL）

    参照 URL https://en.wikipedia.org/wiki/Automated_Anatomical_Labeling

- LONI Probabilistic Brain Atlas（LPBA40）

    参照 URL http://shattuck.bmap.ucla.edu/resources/lpba40/

- Brodmann Area（Brodmann）

    参照 URL https://en.wikipedia.org/wiki/Brodmann_area

データ管理

ファイルリストの取り扱い

データ名称	データフォーマット	内容
ファイル名	文字列	NIfTI フォーマットのファイルをフルパスで指定
ID	文字列	被験者の ID 番号*
名前	文字列	被験者の氏名
性別	半角英字	被験者の性別 男性："M" 女性："F" 不明："-"
年齢	半角数字	被験者の年齢（TBM に備えて、小数点以下 2 桁まで可）

*DICOM の header 情報にある Patient ID は、NIfTI ファイルに変換されると匿名化のため消去されます。BAAD では特殊な作業によって、Patient ID を NIfTI ファイルに保存できるようにしています。これは複数の症例を扱うときに、同姓同名で年齢も同じ症例の重複問題を避けるためです。

画像品質評価結果

画質評価の結果が表示されます。

〇：評価値が 0.4 超のとき

×：評価値が 0.4 以下のとき

図は Noise level と RF の変化を任意に変更した simulation image を画像品質評価した結果を示しています。このように、画像品質は対象画像の画質を評価していますが、結果が極端に悪い場合は、取り扱う 3D 画像のスライス方向が異なることや AC-PC ラインからのずれが大きいことが疑われます。

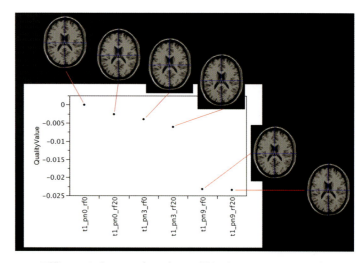

Pn は画像のノイズレベル（SNR）で、例えば pn3 は 3%のノイズレベル（通常の画像レベル）。Rf は高周波の不均一性で、例えば rf20 は 20%の不均一性を意味しています。ノイズなし、rf の不均一性なしとしたときの quality value（QV）を 0 としたときに、それぞれの条件でどの程度 QV が低下するかを示しています。

ROI View における出力内容

データ名称	内容
patient ID	登録されたID番号
name	名前
age	年齢
sex	性別
TissueType	解析対象（灰白質／白質／髄液）
ControlGroup	対照群（IXI 年代）
Covariate	共変量（TIV、年齢、性）
QualityCheck	画像品質チェック実施有無（o／x）
Segmentation	セグメンテーション実施有無（o／x）
Dartel	Dartel 実施有無（o／x）
Normalise	標準化実施有無（o／x）
T-Test	T 検定実施有無（o／x）
QualityResult	画像品質チェック結果（o：0.4 超／x：0.4 以下）
QualityValue	画質評価
TIV	頭蓋内体積
Degree of Freedom	自由度
ROI_1（z 値）	1 つ目の ROI の z 値
ROI_N（z 値）	N 個目の ROI の z 値
ROI_1（ROI 内%）	1 つ目の閾値超え voxel の ROI 内%
ROI_1N（ROI 内%）	N 個目の閾値超え voxel の ROI 内%
ROI_1（脳内%）	1 つ目の閾値超え voxel の脳内%
ROI_N（脳内%）	N 個目の閾値超え voxel の脳内%

※ N は ROI の個数。詳細は次の「ROI」を参照してください。

ROI

BAAD では、ROI の z 値以外に、ROI 内萎縮率、ROI 萎縮比、ROI の体積を計算しています。

・ROI 内萎縮率

ROI 内で $z \geq 2$ の領域が占める割合。
例えば ROI 内のボクセル数が 100 で $z \geq 2$ のボクセル数が 20 の場合は 0.2 になります。

・ROI 萎縮比

脳全体の $z \geq 2$ の領域に対して ROI 内の $z \geq 2$ の領域が占める割合。例えば全脳において、z 値が 2 以上のボクセルが左海馬だけに集中している場合は、左海馬の ROI 萎縮比は 1.0 になり

ます。

　BAADではVBMの基本的な画像処理が終わってからROIごとにt-検定を再計算します（MarsBaR）。このためROIのセットを変更するとROIごとに計算し直します。しかし、以前の処理結果は保存されているため計算時間は追加分で済み、すぐに結果が出ます。すべてのROIを同時に処理することも可能です。カスタムROIはユーザが作成したROIをBAADで扱えるようにしたものです。ROIの作成方法に関しては、SPM編の「カスタムROIの作り方」を参照してください。

> ☞ z値（MarsBaR）はSPMで表示されるz値と計算方法が異なります。MarsBaRでは**ROI**ごとにt-検定した結果を表示します。SPMでは**ボクセルごとの**t-検定の結果をROIの平均値として求めています。理想的にはどちらも同じ値のはずですが、実際には異なります。理論上はMarsBaRの方が正確と思われます。理由の1つは、t-検定時のマスクの閾値設定があります。BAADでは、"Absolute masking"を0.1に設定していますが、脳以外のバックグラウンドのボクセルが残っていると解析結果に影響します。MarsBaRの場合は、t-検定に関心領域以外は含まれませんので、この設定の影響をあまり受けません。2つ目の理由はノイズの影響です。ボクセルごとの検定はノイズの影響を受けやすいのに対し、ROIごとの検定では相対的にノイズが低くなっているので、この影響が少ないと考えられます。

・BAADのAALに含まれる特殊ROI

　BAADではAALのROIの他に8カ所のROIを準備しています。また、ver.3からは白質のROIも追加されました。灰白質で追加されている8カ所は、左右の海馬前半と後半、左右のBrodmann 28と34の領域です。Brodmann 28は後嗅内皮質に相当すると思われます。一方、Brodmann 34は前嗅内皮質に相当します。これらの領域は、海馬傍回（Brodmann 34、35、36）＋（27、28）、に含まれているようですが、必ずしも一致しません。Entorhinal areaは、28と34の領域になるようです。

前・後部海馬と BA28、34、海馬傍回の ROI の位置

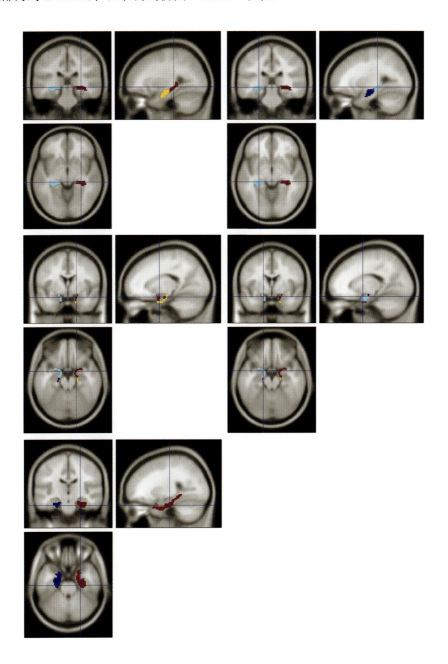

上段；海馬。前部（オレンジ色と紺色）、後部（青色とえんじ色）。
中段；BA28（青色とオレンジ色）と BA34（水色とえんじ色）。
下段；海馬傍回。

BAAD サーバー

MRIで撮像したデータを自動的(定期的)にBAADが起動して解析する機能です。**BAAD サーバー**と **BAAD Client** というソフトを使います(設置を希望される場合はご連絡ください)。

自動的に解析しますので、手間がかからずに解析結果を得ることができます。電子カルテを導入している病院向けのシステムです。

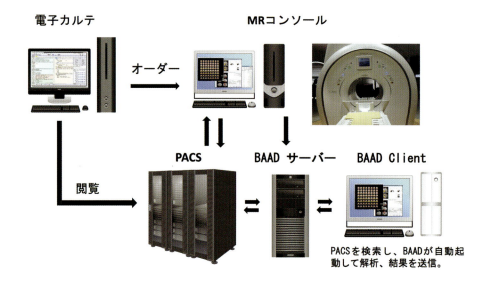

BAAD 自動解析システム

SPMの起動

　BAADはMATLAB Runtimeを導入していますので、MATLABを事前にインストールすることなくSPM12が使えます。グループ間比較、Permutation、TFCE、TBM、SBMなど、BAADの基本機能にない解析はこの章を参考にしてください。

1. ウィンドウ右下の「SPM」ボタンをクリックします。

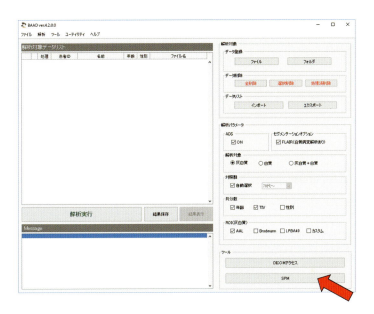

2. SPM12が起動します。

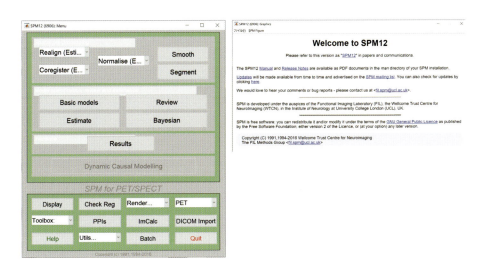

SPM操作ボタンの主な機能

図は SPM12 の PET-VBM のメニュー画面です。上側の pane（小窓）上段の枠には統計処理前に画像を加工する際に標準的に使うボタン群が配置されています。中段は統計解析のためのボタン群、下段は結果表示ボタンが配置されています。

下側の pane には特殊な操作ボタン群が配置されています。

右端に V があるボタンはプルダウンして目的の操作が選択できるようになっています。

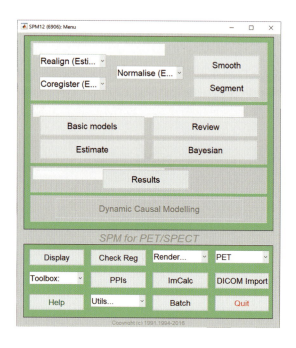

Preprocessing function

1. Realign

これは functional MRI などの際に、撮像中に動いてしまった頭部の位置を整列し直すための機能です。一連の繰り返し撮像画像を rigid 変換で位置合わせをしますが、スライス平面からはずれるような動きに対してはリスライスで対応しています。

はじめの 1 枚目に合わせるか、一連の平均画像に合わせるか聞いてきますので、どちらかを選択します。基本的には同じ撮像条件の画像同士の位置合わせを行います。

(1) 位置合わせを 1 枚目にするか、全体の平均的な位置に合わせるか。
(2) リスライスする場合にどの画像をリスライスするか（例えば 2 枚目以降）のオプションがあります。
(3) FWHM は MRI では 5 mm、PET では 7 mm ぐらいにします。
(4) Wrapping は折り返しアーチファクトに対するオプションです。画像の位相方向に折り返しアーチファクトが出現している場合に対応します。EPI の場合、Y を位相方向に設定していることが多いはずですが、撮像方法により異なります。

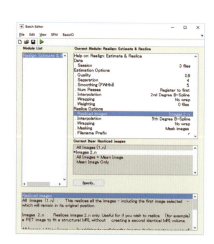

2. Coregister

　MRIとPETなど異なるmodalityの画像や同じMRIでも異なる撮像条件（T1WI、FLAIRなど）の画像の位置合わせが目的です。基本的にはrigid変換ですが、registrationにmutual information（MI）を使うため、合わせる対象をテンプレートにするなど形状が異なる画像同士（したがって異なる個体の脳）の位置合わせも可能です。Referenceとsource image（対象画像）の関係を他の複数の画像にそのまま適用することもできます。ReferenceにMNIのテンプレートを用いると、AC-PCの位置合わせ補正として使うこともできるはずです。

　RealignとCoregisterのどちらにも図のようなInterpolationのオプションがあります。

　"Interpolation"とは画像補間のことで、情報のない領域を何らかの方法で推測して補う作業をします。

　B-Splineのdegreeとは折尺のようなもので直線をどれだけ細かくして曲線に合わせるかを指定するためのものです。

　例えばスライス厚が4mmのFLAIR画像をスライス厚1mmの画像にする場合、スライス厚方向が階段状にならないようにMPRAGEなどの3D画像の情報を参照し"補間"してスムーズにします。

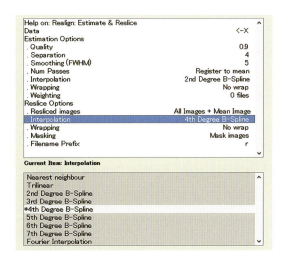

　Estimation Optionで位置合わせにどのアルゴリズムを使うかを選択することができます。通常はNormalized Mutual Information（MI）を使いますが、同じmodalityの場合にはnormalized cross correlationでも十分です。

　MIの"normalized"ではmarginal entropyとjoint entropyの比を用いることによりFOVが大きい（脳以外のback groundの領域が広い）画像でも対応できるようにしています（基礎編参照）。

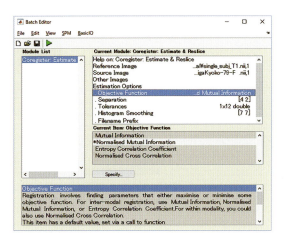

3. Normalise

これは被験者の脳の形状（native space）を MNI の標準脳の形状（MNI space）に変形（MNI 空間にワープ）するための機能です。脳をセグメンテーション（SPM8 の new segmentation と同じ）して affine 変換後に非線形変換をします。MNI への変形を主目的としており、後述の segmentation のようなオプションはありません。SPM でサポートしている multi-spectral data は T1WI、T2WI、PDWI ですが、FLAIR 画像を MNI 空間にワープすることも可能です。図は "align image" に 3DT1 画像を指定して FLAIR 画像を MNI の template に変形させた結果を示しています。

この操作では native → MNI 空間への forward deformation flow である y_** が保存されますので、この情報を用いて同じ被験者で他の modality の画像（PET や SPECT）を MNI 空間にワープさせることが可能です。

Writing option で default の voxel size が 2 mm になっていますので、あまり空間分解能を下げたくない場合は、例えば 1 mm に変更します。

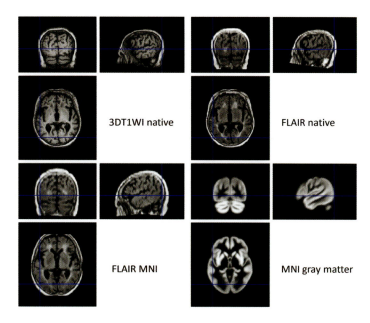

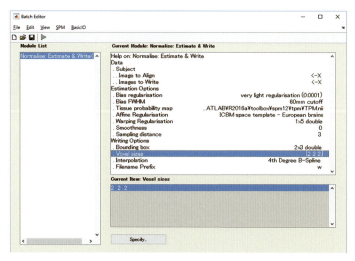

> ☞ SPMはイギリスのWellcome Trust Centreで開発されており、normalize（米国）ではなくnormaliseと綴られているのはBritish Englishだからです。また"Wellcome"もSir Henry Wellcomeに由来する固有名詞です。

4. Segment

Segmentとは頭部MR画像で脳以外の組織の除去（skull stripping）と脳を灰白質、白質、髄液に分類する作業になります。SPM8に搭載されていたNew Segmentation機能がSPM12のメニューに搭載されています。ベイズにおける事前確率マップ（TPM.nii）と複数のガウス関数を用いて、B1の補正（Bias field）も同時にしてしまうことが特徴です。SPMのsegmentation algorismの詳細は基礎編を参照してください。ここではこの機能の様々なオプションを見てみることにします。

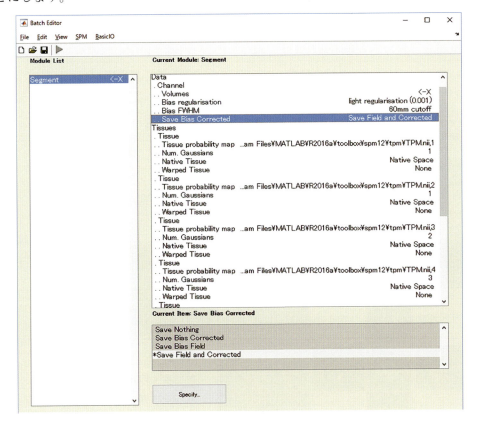

・Save Bias Corrected

Bias fieldは主に撮像時の磁場の乱れに由来する信号値の変化です。大きな半値幅（FWHM）のガウス関数で合わせますが、defaultでは60 mmに設定されています。

Bias regularisation とは、観察している MR 画像の信号値分布として bias 成分をどの程度含ませるかを制御するためのものです。Bias が強い画像では bias 分のガウス関数を強く当てはめる必要があり、bias regularisation の値を大きくする必要があります。

　Default では 0.001（light regularisation）に設定されています。高磁場の MR 画像ほど bias は大きい可能性があります。

　Bias Field を保存すると "BiasField_*" という NIfTI ファイルが保存されます。元画像（3DT1 画像）にこのファイルを掛け合わせると Bias corrected された画像が作成されます。

・Number of Gaussians

　1 つの組織に当てはめるガウス関数の数を決めるパラメーターです。SPM では複数のガウス関数を当てはめることによって partial volume effect に対処しています（詳細は基礎編を参照）。例えば灰白質と白質の双方が含まれているボクセル群の信号値の分布は灰白質だけのボクセル群の分布とは異なると考えられます。SPM では灰白質と白質それぞれのガウス数は 2 を推奨していますが、default では 1 になっているので注意してください[注6]。

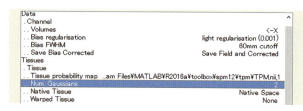

灰白質 = 2
白質 = 2
髄液 = 2
骨 = 3
その他の軟部組織 = 4
空気（background）= 2

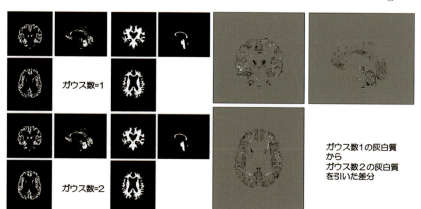

ガウス数を 1 にしたときと 2 にしたときの灰白質の違い

ガウス数 1 の灰白質からガウス数 2 の灰白質を引いた差分

[注6] Default のままガウス数を 1 で操作しても問題はありません。1 つの class に幾つのガウス関数を当てはめるのが妥当であるかは、扱うデータにも依存します。SPM でガウス数を 2 に推奨しているのは、灰白質と白質の境界領域のボクセルはこれらが混合した中間的な信号値を示すと考えているためです（partial volume）。図は灰白質と白質にガウス数を 1 と 2 のときの差を調べています。当てはめるガウス数によって segmentation された画像の辺縁に違いが出ています。

・Tissues

上から順番に Tissue probability map が TPM.nii,1 から TPM.nii,6 になっていることを確認してください。TPM.nii は MNI 空間における脳の事前確率マップで、1 から 6 まで順番に灰白質、白質、髄液、骨、軟部組織、空気の順に 1 つのファイルとしてまとめられています。

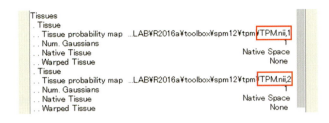

・Native Tissue

ここではどの画像を保存するかを設定します。

Native space は被験者そのままの segmentation 画像になります。

Dartel Imported を選択すると、この後の操作で Dartel を用いる場合に必要となる画像（rc*）が作成されます。この場合、灰白質と白質（rc1* と rc2*）以外は不要です。

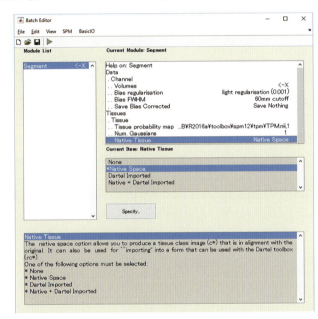

・Warped Tissue

Dartel を用いないで MNI 空間に変形する場合はこちらを使います。

Modulated（mwc*）は体積（ml）情報を保持したい場合に選択します。ここではヤコビ行列ではなく、projection 法を用いています。

濃度で検定したい場合は Unmodulated（wc*）を選択します。

Dartel よりも変形の精度は落ちますが、計算時間は短くて済みます。しかし、病気脳など標準的な脳の形状と大きく異なる場合には十分対応できない可能性があります。

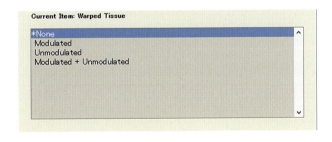

・Warping & MRF

Markov random field cleanup はグラフカット機能のように滑らかな境界線を引くために用いられます。Clean up とセットなので MRF Parameter を 0 にすると clean up も作動しません。Clean up には Light Clean と Thorough Clean の 2 種類があります。Thorough Clean

を選択すると境界は滑らかになりますが、症例によっては削りすぎて脳の一部が欠損してしまう場合もあります。

・Warping Regularisation

変形（deformation）は membrane energy、bending energy、linear elasticity など複数の変形アルゴリズムを組み合わせています。これはこうしたアルゴリズムを制御するためのパラメーターですが、通常これらの数値は変更しません。

・Affine Regularisation

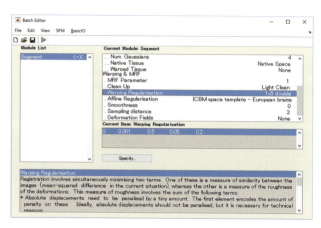

MNI 空間への変形時に affine で大まかにテンプレートに合わせておきます。この際にどのテンプレートを用いるかの選択になります。一般に東洋人の脳は円（横長）、西洋人の脳は楕円（縦長）に近いと言われています。この後に実施される warp（non-linear deforma-

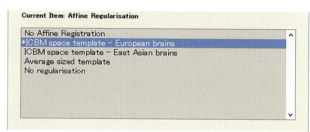

tion）が大きな変形に対応できないことがあるので、このようなオプションが設定されています。SPM では TPM.nii を事前確率として用いるため、これを native space に変形する必要がありますが、SPM12 では scaling factor が復活し、non-linear deformation が改良されていますので（基礎編参照）、あまり気にする必要はなくなっています。BAAD の ver. 4 以降では日本人に対して East Asian brain を選択せずに European brains のままにしています。

・Sampling distance

すべてのボクセル情報を計算すると元画像の大きさによってはセグメンテーションにかかる計算時間が非常に長くなってしまう可能性があるので、データを間引いて計算しています。この値を小さくすると精度は上がりますが、計算時間は長くなります。例えば bias field の情報だけを調べたい場合には、sampling distance を大きくすれば時間が節約できます。

・Deformation Fields

Native space から MNI space への変換は forward、その逆方向を inverse としています。この情報は NIfTI ファイル（.nii）として保存されますので、後に SPM の deformation 機能を用いて任意の画像を変形させることができます。例えば、SPECT 画像を MNI に変形させたい場合、同じ症例の MRI 画像の forward deformation の情報を用いた方が精度として高い変形が可能になります。

SBM（GIfTIファイル）の場合には inverse deformation を用いて native space に戻すこともできます。SPM の deformation は Batch ボタンから SPM-Utility-Deformation と進むと利用できます（後述）。

5. Smooth

画像の smoothing の半値幅を決めます。FWHM に "8 8 8" と入力すると x, y, z にそれぞれ半値幅 8 mm の Gaussian smoothing がかかります。Smoothing は画像のノイズを減少させる効果や個体間の脳形状のばらつきを抑制する効果があります。Implicit masking は値が 0 のボクセルがあると計算で問題となる

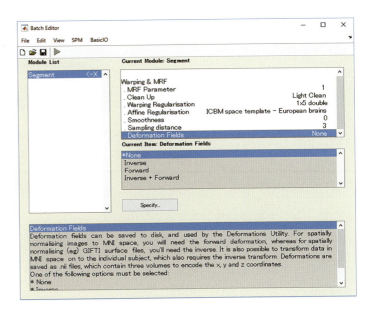

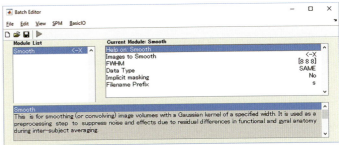

ため、これを回避するために用意されたものです。ここでは必要ないので "No" のままにしておきます。

Smoothing された画像の出力名には "s" が付きますが、ここで任意の文字に変更することも可能です。例えば smoothing の値を 8 mm にしたことがわかるように "s8" などに変更してもかまいません。

Statistical function

1. Basic model

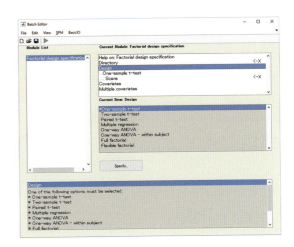

・Directory
統計結果を保存する場所を指定します。

・Design
どのタイプの統計かを選択します。
One-sample t-test
Two-sample t-test

Paired t-test

Multiple regression

One-way ANOVA

One-way ANOVA - within subject

Full factorial

Flexible factorial

・Covariate

共変量を登録します。New Covariateをクリックして複数登録することが可能です。「Result」でどのcovariateをコントラストにするかを決定できます。

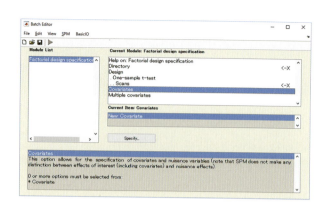

・Masking

統計で対象とならないボクセルをここで除去します。対象画像の値によって適切なものを選択します。例えばVBMではsmwc1*画像を用いますが、この画像の信号値の幅は0から1なので、Absoluteを選択して絶対値で指定します。ここではnoneにしてExplicit Maskでマスク画像を選択する方法もあります。

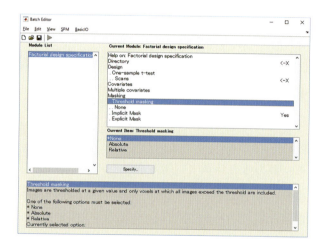

多重比較検定では偽陽性の制御のための補正が必要ですが、検出力をよくするためにはできるだけ脳以外の領域は取り除く必要があります。それでは具体的にどのようになっているのでしょうか？

マスクの絶対値の効果をMIRIADの任意の1例のsmws1データで具体的に調べてみることにしましょう。

図はマスクの絶対値の閾値を左から、0、0.1、0.2、0.3 の順に並べています。この図からわかるように、0（マスクなし）にすると脳以外の空気の領域のボクセルが検定に含まれることになります。逆に 0.3 にすると脳の一部が除外されてしまいます。0.1 から 0.2 ぐらいが適切であると言えます。

　Explicit mask はこの図の下のような 2 値化画像を作成してマスクとして用いますが、このようなマスクを作成する際にも 2 値化段階でこの図と同様に閾値を設定する必要がありますので、効果はほとんど同じになります[注7]。Explicit mask で選択するマスク画像は事前に用意しておく必要があります。例えば検定対象となるすべての画像（灰白質のみでも OK）の平均画像を作成し、その画像を 2 値化する際に適切な閾値を決めます（ImCalc、Masking 参照）。

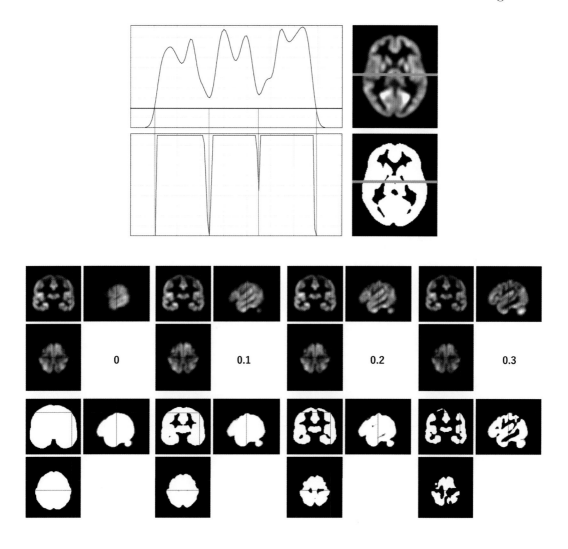

[注7] 後述の global calc/normalisaton の際には影響が出てきます。

・Implicit Mask

Yes のままでユーザーは気にする必要はありません。0 値のボクセルがあるとプログラム上問題となりますので、0 は数値ではない（Not a Number, NaN）とします。結果として 0 値のボクセルは解析から除外されることになります。

・Explicit Mask

マスクの閾値を設定するかわりにマスク画像を指定します。マスクの作り方は、SPM の ImCalc を用いるか、Tool box から Masking[注8] を選択して作成することができます。

・Global calculation

"Global value" を編集するための機能です。

Omit: 入力なし

User: Global value を変更したいときに使います。例えば頭蓋内容積（TIV）の値や灰白質＋白質（脳体積）の値などを入力します[注9]。

Mean: 被験者のボクセル値の平均を求め、その中で下 1/8（12.5%）のボクセルの情報は除去します（VBM の場合絶対値 0.125 のマスクと同じ効果）。

・Global normalisation

Overall grand mean scaling: このオプションはもともと PET で得られた脳血流量の値が 50 ml/min/100 g 前後になるように調整するための機能です。次の proportional scaling の値と連動しています。

Normalisation: Proportional scaling と ANCOVA の 2 種類のオプションがあります。

Proportional scaling はすべてのボクセル値を入力した全体量で割ります。Default では PET 仕様となっており、proportional scaling を選択すると global calculation は

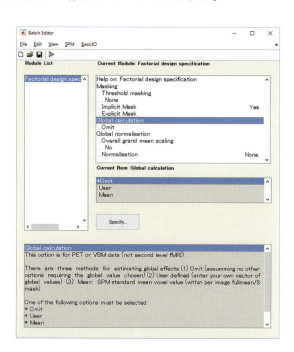

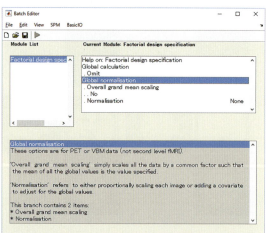

[注8] BAAD の SPM では標準装備されていますが、Matlab ユーザーの場合、別にダウンロードして使う必要があります。以下の URL を参照してください。
http://www0.cs.ucl.ac.uk/staff/g.ridgway/masking/

[注9] proportional scaling を選択した場合 grand mean scale value が 50 に強制的に設定されるため、脳体積の単位（ml, L）によってマスクの閾値が変化してしまいます。

omit に設定しても強制的に mean が選択され、grand mean scaled value が 50 になります。すなわちマスクの閾値がこれらのパラメーターで変化して解析結果に影響します。これを回避するためには、Masking のところで Threshold masking を None にして、Explicit mask にマスク画像[注10] を使うことによりマスクの閾値（threshold）が変更されないようにします。この際 overall grand mean scaling は no でも yes でも結果は同じです。

ANCOVA の場合は全体量を共変量として扱います。共変量として扱うことにより脳の局所の変化が反映されることになります。Proportional scaling は要因が脳全体に均一に影響する場合、ANCOVA の場合は脳の局所によって影響が異なる場合に用います。例えば、縦軸に脳局所の体積、横軸に年齢や TIV を設定してプロットした場合、脳の部位によって傾きが異なる場合には ANCOVA を選択した方が理にかなっています。

SPM の統計処理では入力の方法が異なっても同じことをしていることがあるので以下にまとめます。ここでは灰白質の体積を対象にしていることを前提としています。

1. 共変量に TIV を用いた場合 = Global calculation に TIV の値を入れて global normalization で ANCOVA を選択。
2. 共変量に灰白質の体積を用いた場合 = Global normalization で ANCOVA を選択（Global calculation は omit）。
3. Global calculation に灰白質の体積を用いて proportional scaling で解析 = Global calculation を omit して proportional scaling で解析。これは proportional scaling を選択した際に global calculation の値をユーザーが指定していないと、入力データ（灰白質の体積；L）を使うため。

☞ Global calculation に TIV の値を入れて global normalization で proportional を選択すると、TIV で全ボクセルを割った値で統計処理を行うことになります。

2. Estimate

Basic model で設定した統計デザインを実行します。

3. Review

Basic model で設定した統計デザインを見直すことができます。
Design Matrix 以外にもいろいろな review オプションが用意されています。

[注10] 手元にマスクがない場合は、spm12/tpm/maskICV を使うこともできます。

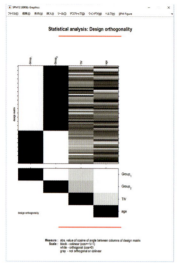
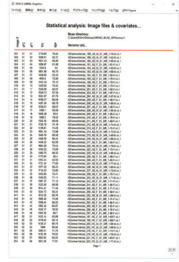
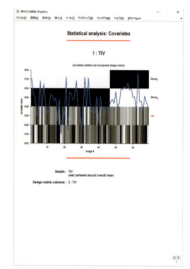

4. Results

　Estimate で作成した SPM.mat を選択してコントラストを決めます。
　検定の閾値などを指定します。
　詳細は SPM 検定を参照してください。

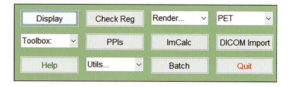

Miscellaneous function

1. Display

　脳 MR 画像の向きや原点を調整するときに使います。
　脳の3方向の直交面（orthogonal plane）が表示され、左上が冠状断、右上が矢状断、左下が水平断となります。
　Origin ボタンをクリックすると、画像の原点 (0, 0, 0) の位置に crosshair line が移動します。vx coordinates はボクセルの位置を示しています。3方向のボクセル数は右側の pane の Dimensions に示されています。
　vx の下には crosshair の位置の信号値が示されています。信号値の階調は Datatype として

右の pane に表示されています。

Int; 符号付き（＋/−）

Uint; 符号なし（＋のみ）

その横の数値は bit（2 の乗数）です。例えば int8 は −128 から 127、int16 は −32768 から 32767 になります。

Uint8 は 0 から 255、uint16 は 0 から 65535 になります。

Right、forward などは座標を変更するときに使います（後述）。その下の resize は 1 つのボクセルの見かけ上の大きさ（scale）を変更します。図では 1 ボクセルの大きさは 0.5, 0.5, 0.5 mm になっています。

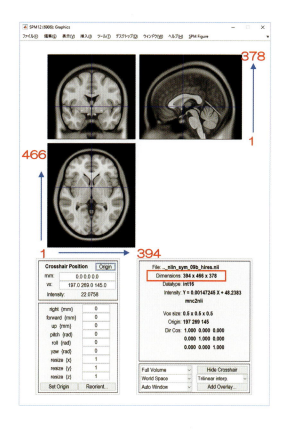

2. Check Reg

複数の画像を選択して表示することにより、その相対的な位置関係を調べます。AC-PC の位置付近にあるか、align や coregister などの位置合わせの確認、MNI 変形後の確認などに使います。

3. Render

Surface rendering 用の .gii ファイルの作成と統計結果を脳表に overlay します。Render ⇒ Display

Display の overlay には 2 通りがあり、1 つは .gii ファイルを選択するもので、3 次元的な回転や inflate ができます（図は spm12/canonical/の cortex20484.surf.gii を投射先の画像に使ったもの）。もう 1 つは .mat ファイルを選択するもので、統計の result の rendering 画像に似た結果を表示します。図のように投射先の画像を半球に分割すれば半球内側の結果の表示も可能です。

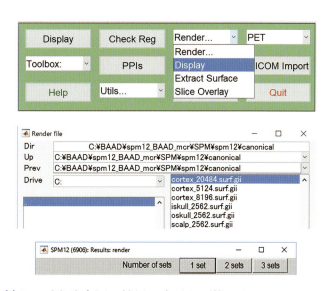

どちらの方法も統計結果である SPM.mat を使いますが、これは 3set までの統計結果を同時

に表示させることができます。

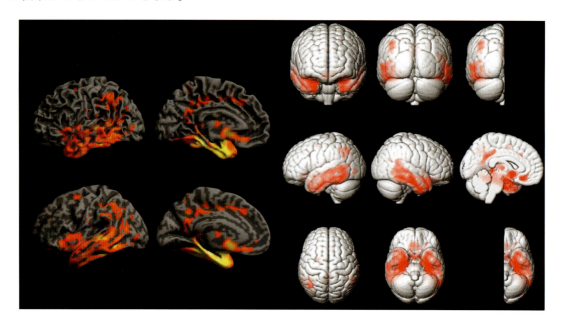

☞ 半球の投射先画像（.gii、.mat）は BAAD のホームページからダウンロードできます。

Extract Surface は .nii ファイルからその表面（surface）の形状を抽出して .gii ファイルとして保存します。

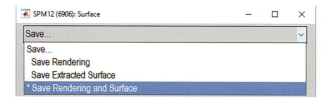

4. Tool box

ここには SPM 周辺の拡張機能が入っています。拡張ソフトを SPM の toolbox に入れておくと、MATLAB のコマンドを使わなくてもここから立ち上げることができます。

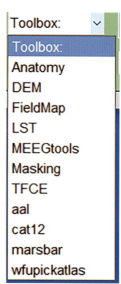

5. Utils...

ここでは主に CD を使います。CD とは change directory のことで、directory を変更して working directory を設定します。

MATLAB のスクリプトである .m 形式のプログラムも Run M-file から選択すれば作動します。

6. DICOM Import

DICOM ファイルを NIfTI ファイルに変換します。

7. ImCalc（Image Calculator）

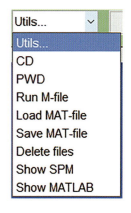

画像の簡単な計算処理を実行します。Input Images にイメージファイルを読み込むとその順番に i1、i2、i3... として扱います。Output Filename に出力したい名前、Output Directory に出力したい場所を指定します。

計算式には以下のようなものがあります（詳細は MATLAB のマニュアルを参照してください）。

i1+i2（加算）

i1−i2（減算）

i1*i2（行列の乗算）

i1.*i2（配列の乗算：ドットは画像など行列の大きさが合わないときに必要です）

i1./i2（配列の右除算）

i1.\i2（配列の左除算）

i1＞ 0.1（0.1 以上の値を 1 にして、他を 0 にする→マスクを作るときなど）

flip（i1,1）（列の反転：画像は左右反転）、flipud（i1）と同じ（X 軸の反転）

flip（i1,2）（行の反転：画像は前後反転）、fliplr（i1）と同じ（Y 軸の反転）

imabsdiff（i1,i2）（2 つの画像の差の絶対値）

eye（単位行列の作成）

複数の画像を扱う場合、Expression への入力が面倒です。この場合、"X" としてまとめて、Yes-read images into data matrix を選択します。

sum（X）（複数の画像の和）

mean（X）（複数の画像の平均）

flip（X,1）（複数の画像の左右反転）

imcomplement（X）（画像の色調の反転）

8. Batch

ここでは Main Menu で表示しきれない数多くの機能が搭載されています。

例えば、Util-Import から DICOM 以外の MINC ファイルなどを読み込むことができます。結果の保存に JPEG や PNG などのフォーマットを選択することができます。脳体積の計算（頭蓋内容積など）には Tissue Volumes を実行します。
　Stats には新しく搭載された Set Level test での統計結果が得られます（後述）。

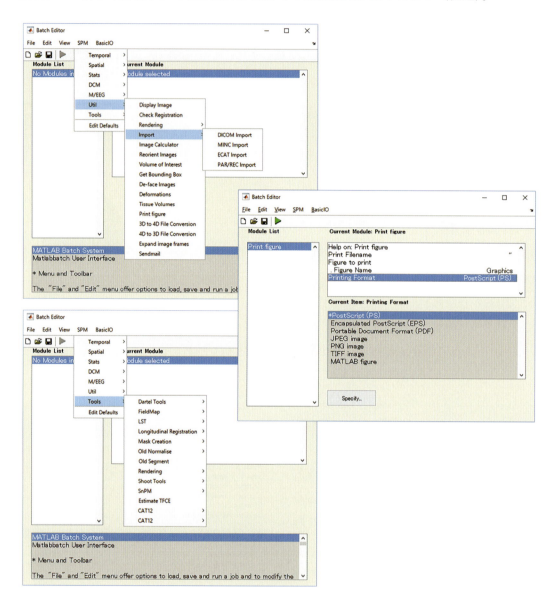

SPM12のチュートリアル

1. TPMの閲覧

SPMメニューの下段にある「Check Reg」をクリックして画像選択windowを立ち上げます。

TPMはBAAD¥spm12_BAAD_mcr¥SPM¥spm12¥tpmに格納されています。

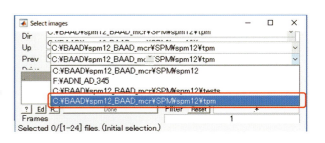

Prevからpull downするとspm12まではすぐに行き着けるはずです。

図のようにTPM.nii,1をクリックするとこれが選択され下のpaneに移動して右上のpaneから消えてしまいますが、ここで図に示されている番号を1から2に変えるとTPM.nii,2が出てくるので、これをクリックして下のpaneに移動させます。これを6まで繰り返すとTPM.niiの1から6までが選択されるので、"Done"をクリックしてください。

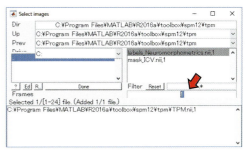

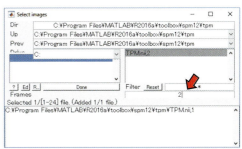

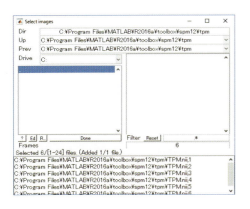

> ☞ TPM.nii,1とTPM.nii,2をImCalcに読み込んで(i1 + i2) > 0とすると灰白質＋白質のマスクを作ることができます。これは統計の際にexplicit maskとして使うことができます。

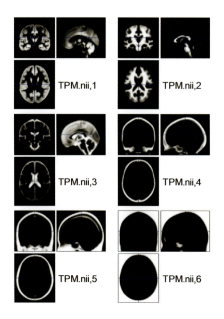

2. 作業ディレクトリ（working directory）の指定

　作業ディレクトリとは、データの読み込み／記録の際にSPMが最初に参照する場所（フォルダ）です。これを指定しておくとその後のSPMの操作が便利になります。

　SPM12のMenuのUtils...からCD（change directory）を選択し、Select new working directoryで作業ディレクトリを指定します。

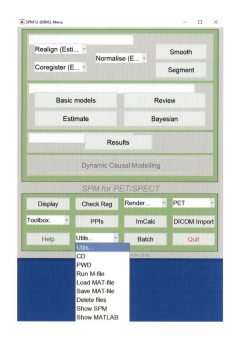

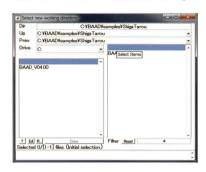

⚠SPMは日本語に完全には対応していませんので、ディレクトリ（フォルダ）の名称に日本語を用いると書き込むときなどに思わぬエラーになることがあります。この場合、ディレクトリの名称をアルファベットに変更してみてください。

".."をクリックすると、1つ上のディレクトリに移ります。

"Prev"からpull downすると以前に使ったディレクトリを選択することができます。

C:以外のドライブ（例えば外付けHDDなど）のときは、"Drive"のところでC:以外に移動します。

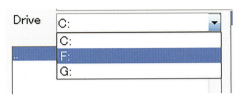

☞ MATLABユーザーの場合Utils...からRun M-fileを選択するとMATLB用に作成されたプログラム（***.m）を作動させることができます。何らかの理由でToolboxに表示されないプログラムでも、ここから作動できます。

3. DICOMファイルをNIfTIファイルに変換

SPM12のMenuからDICOM ImportをクリックしてBatch Editorを立ち上げます。

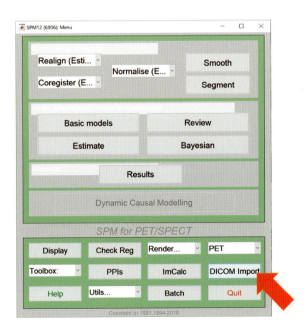

DICOM filesを選択（shiftキーを使ってすべてのDICOM fileを選択、あるいは右クリック）し、"Done"で登録。

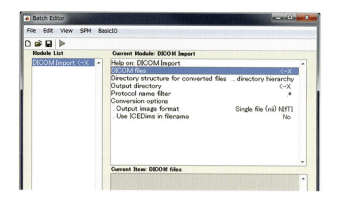

NIfTI ファイルを出力する場所を指定します。

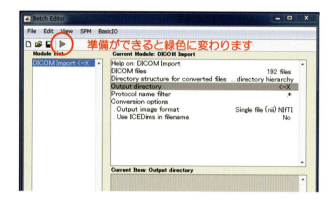

入力が完了すると Batch Editor の三角▶が緑色に変わるので、これをクリックして実行します。

指定した場所に NIfTI ファイル（.nii）ができています。

NIfTI ファイルの名前はヘッダー情報にある s-PatientID..... に従って作成されます。名前としては長いので、適当に編集します。

☞ BAAD で DICOM ファイルを読み込むと、自動的に NIfTI のファイル名に 名前–年齢–性 が使われます。

4. AC-PC の位置補正

SPM12 の Menu から Display をクリックして Graphics を立ち上げます。

第 3 章　実践編

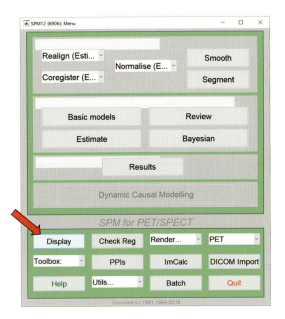

☞ これから行う操作は、画像のヘッダー情報を更新しますが、変更した内容は SPM 以外のソフトは反映されないことがあります。

☞ BAAD では centering を自動で行っています。AC-PC を自動で補正したい場合はユーティリティーから AC-PC 自動補正を選択します。

　右図のように直交する 3 方向画面が出てきますので、前交連（AC）付近をクリックしてその位置を提示させます（下図）。

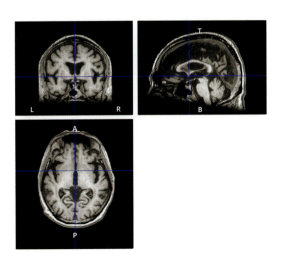

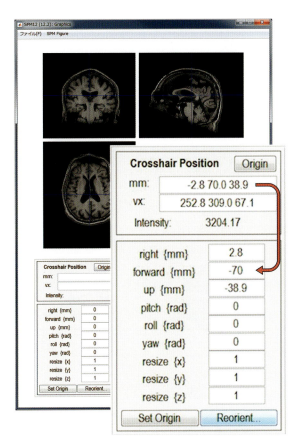

　mm: の box にクリックした位置（AC 付近）とのズレが表示されますので、どれか 1 つでも± 50 mm 以上離れている場合は位置補正が必要になります。右図のように符号を逆にして入力するか、単に Set Origin ボタンをクリックして Reorient ボタンをクリックします。扱っている画像が選択されていることを確認し done。

☞ この際、他の複数の画像も選択可能（もし位置ズレが同程度であれば、一挙に補正ができます）。

「Save reorientation matrix for future reference?」と聞かれますが、今回は使わないのでNoを選択。

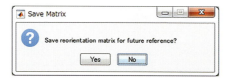

角度が20度（0.35 rad）を超えてズレている場合にもpitchなどの調整が必要となります。参考までに後交連（PC）も合わせてみます。

Pitch、roll、yawの単位はradianです（90度＝1.57 rad、あるいはpi/2）。

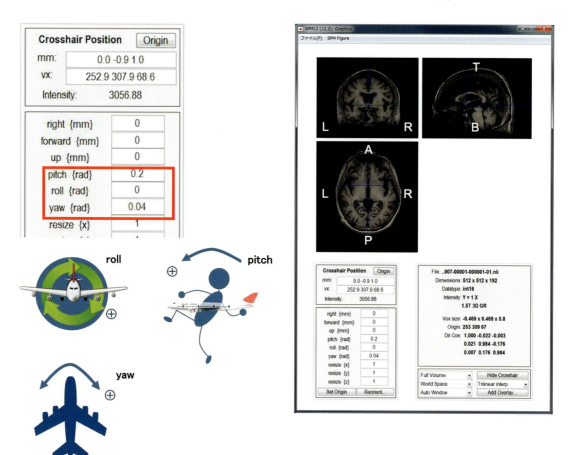

画像の反転は回転系以外に、resizeの"1"、"−1"でも可能です（本来はサイズの調整に使い

ます）。

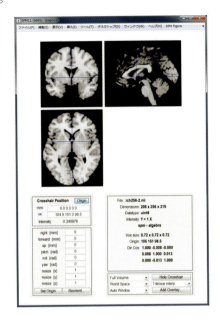 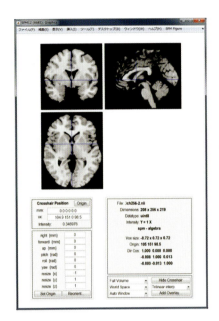

5. Display の調節

(1) 表示された画面が暗くて見づらいとき

　Auto Window を Manual Window か Percentiles Window に切り替えます。

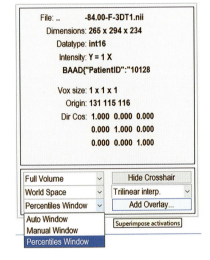

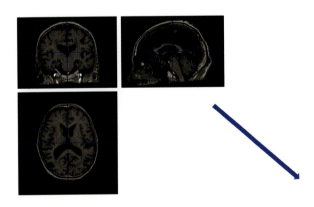

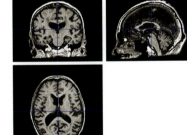

　Range に適当な値を入力します（0, ##）。

　Percentile の場合は 0 から 100 の間の値を入力します。例えば、(3, 97)

(2) 画像が小さすぎるとき

　Full Volume から適当なものを選択します。

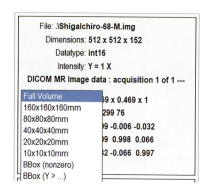

(3) World Space と Voxel Space

World space（real-world coordinates）は画像のヘッダー情報を基に SPM の座標系（Talairach や MNI と同じ右手系）に変換（.mat file）しているのに対し、voxel space（voxel coordinate）ではこのような変換が反映されていません。Voxel space では、水平断で 3D 撮像した場合は画像の向きに変化はありませんが、矢状断で 3D 撮像した場合は（ヘッダー情報からの補正がないので）画像の向きはいつもと違う方向になります。

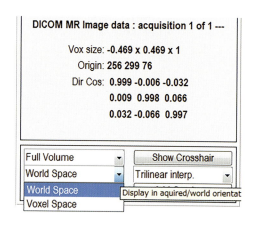

6. 複数の画像の位置確認

複数の画像の向きや中心位置を確認するためには、SPM12 Menu の Check Reg をクリックして Select Images を立ち上げ、比較したい複数の画像を選択します。

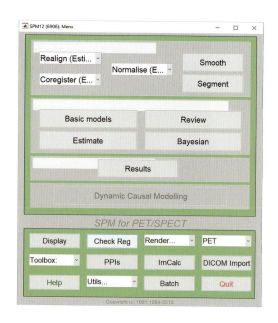

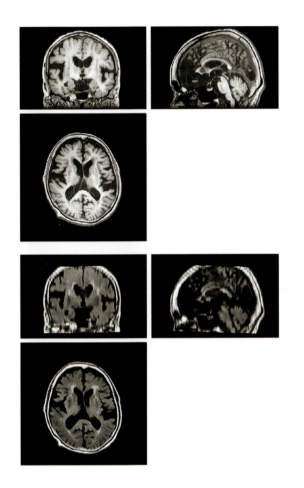

画像の上で右クリックするとオプションメニューが表示されます。

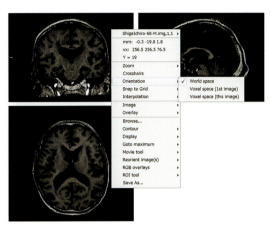

☞ 複数の画像をSPMで処理する場合、大まかな画像中心の位置情報（world space）を確認します。位置が大きくズレている画像の場合は、"Display"でAC-PCを合わせておきます。

*BAADはver.3まではcenterとAC-PCを自動で合わせていましたが、ver.4ではcenterを合わせるだけにしていますので、AC-PC補正が必要な場合は1例ずつマニュアルで合わせるか、複数症例の場合にはBAADのtoolで自動補正してください。

7. Multichannel segmentation

SPM12では、3DT1画像（SPGR or MPRAGE）以外にFLAIR画像とT2強調画像を用いてsegmentationができるようになっています。白質病変や脳以外の構造物の混入を減らすことができます。

① Realign で 3DT1、次いで FLAIR と T2WI をそれぞれ読み込んで、Num Passes を Register to first（3DT1 に合わせる）に変更して実行します。

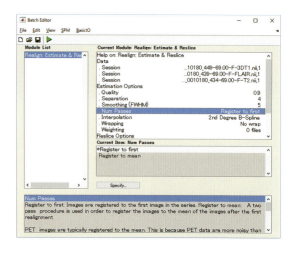

② Segment の Data のところで New: Channel を 3 つ作成し、上記の 3 画像をそれぞれ入力して実行します。

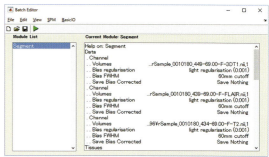

☞ Single channel segmentation と multichannel segmentation の違い

　図は SPM の single channel、multichannel、BAAD の two channel（FLAIR）の結果です。骨髄や白質病変の灰白質への混入は SPM の multichannel segmentation が少ないようです。BAAD は SPM と比べて基底核や視床を忠実に segmentation しています。

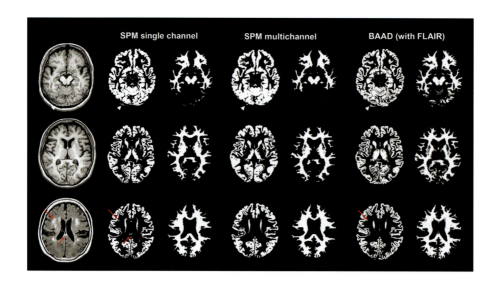

第3章　実践編

VBMのための準備

ここでは、t-検定などの統計処理をするための画像（smw*）の作成を行います。

1. SPM12によるsmw*ファイルの作成方法

SegmentをクリックしてBatch Editorを立ち上げます。

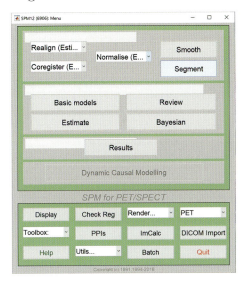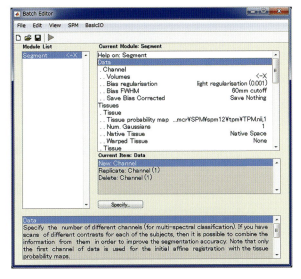

BAADのサンプルデータからShiga Kyokoを選択してみます。

Tissuesの1番目（灰白質）と2番目（白質）のNum. Gaussiansをどちらも1から2に変更して、Native TissueをNative+Dartel Importedに変更し▶をクリックして実行します。

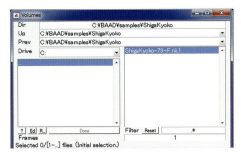

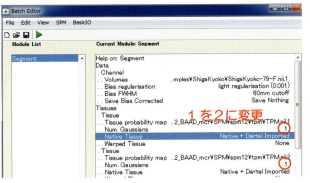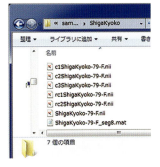

セグメンテーション画像であるc1*、c2*、c3*ファイル以外にDartelに必要なrc1*、rc2*ファイルが作成されます（SPMではセグメンテーション画像の灰白質、白質、髄液の順に1、2、3と番号を付けます）。

> ☞ セグメンテーション画像であることを示すためにSPMでは"c"、CATでは"p"、BAADでは"s"を使います。

　SPM12のメニュー画面にあるBatchをクリックしてBatch Editorを立ち上げます。

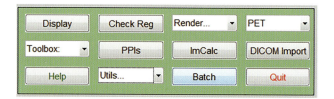

SPM-Tools-Dartel Tools-
Run Dartel（existing Templates）

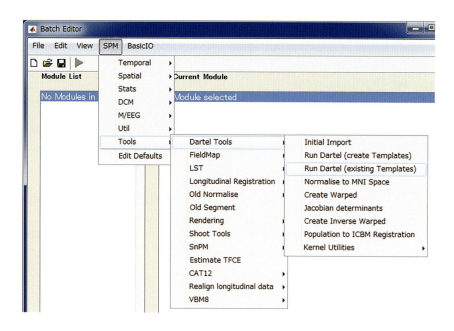

Images をクリックしてから、New Images を 2 回クリックして右図のように 2 種類の images が別々に入力できるようにし、上段に rc1*、下段に rc2* をそれぞれ入力します。入力は複数可能ですが、1 段目（ここでは rc1）と 2 段目（ここでは rc2）の被験者の入力の順番が一致している必要があります。

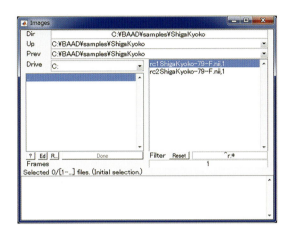
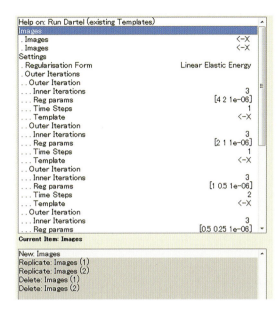

　Template にそれぞれ上から Template_1_IXI555_MNI152、Template_2... と Template_6 まで入力して実行します（template は BAAD/param/template/IXI に格納されています。なお、Template_*_NKI174_MNI152_GS は geodesic shoot 用の template のため今回は使いません）。

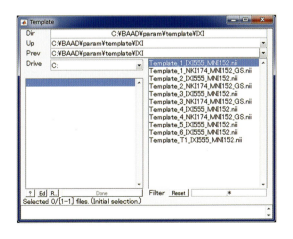
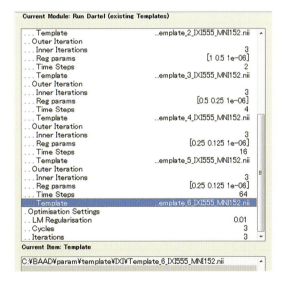

　Dartel が終了すると u_rc1*.nii というファイルが作成されるので、これを使ってセグメンテーションされた画像を MNI 空間に変形（warp）します。

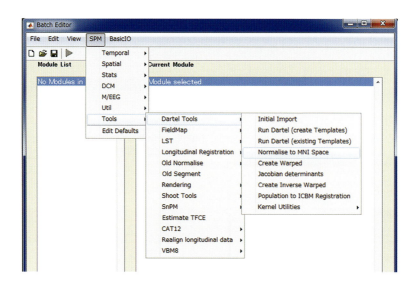

SPM-Tools-Dartel Tools-Normalise to MNI space

Select according to に Few（Many）Subject を選択して、Flow Field に先ほど作成した u_rc1ShigaKyoko*を選択して入力します。

Images に MNI space に変換したい画像（ここでは c1*、c2*、c3*）を入れます。

Preserve を Concentration から Amount（体積；modulation）に変更して実行します。

通常、smoothing は"8 8 8"mm のままで大丈夫です。ここに"0 0 0"と入力すると smoothing されない画像（mw*）が作成されます。体積計算などのときに使います。

smwc1*、smwc2*などができていることを確認してください。

ファイル名の意味は、s：smoothed、m：modulated（concentration ではなくて体積値を扱う）、w：warped（MNI 空間に変形）、c1、c2、c3：灰白質、白質、髄液。

脳の大きさを測定するためには、Batch editor を立ち上げて、SPM-Util-Tissue Volumes と進みます。ファイル選択ウィンドウが立ち上がったら対象症例の XX_seg8.mat を選択し

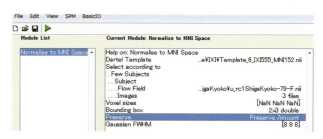

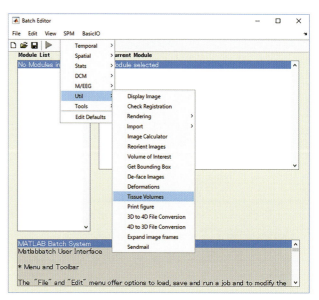

ます（複数の選択可）。

Maximum tissue class を 3 にすると灰白質、白質、髄液の体積が出力されます。Output file をクリックして適当な名前を入力して実行します。

なお、体積は灰白質、白質、髄液それぞれの値しか出力されませんので、TIV を求めるためには、Excel でこれら 3 つの数値の合計を計算してください。

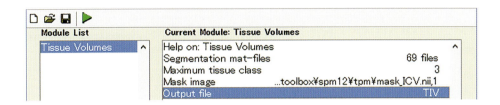

2. CAT12 による smw* ファイルの作成方法

CAT12 によるセグメンテーションは skull strip 以外は SPM12 とは異なるアルゴリズムで実行されます。

SPM12 の Toolbox から cat12 を立ち上げます。

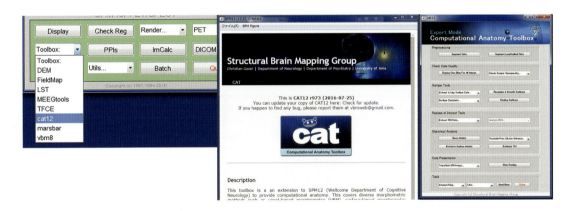

Segment Data をクリックして Batch Editor を立ち上げます。

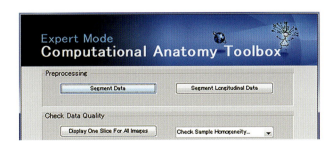

Volumes に解析したい 3D 画像（T1 強調画像）を選択して入力します。

Writing options のところで、Gray matter と White matter の Modulated normalized が Affine + non-linear（SPM12 default）になっていることを確認して実行します。

解析が終わったら、SPM12 のメニュー画面から Smooth をクリックして mwp1* と mwp2* を smoothing して smwp* ファイルを作成します。

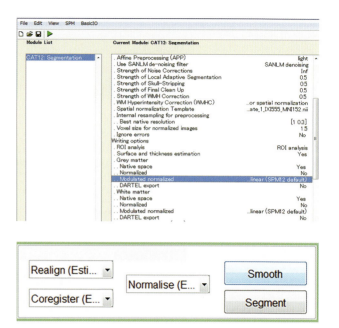

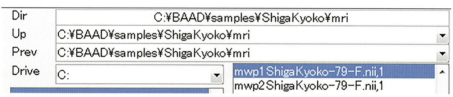

脳の大きさを測定するためには、CAT12 の Estimate TIV をクリックします。

"report" フォルダの中の xx.xml ファイルを選択したのち、Save values で TIV only か TIV & GM/WM/CSF/WMH のどちらかを選択してファイル名を適当に変更して実行します。

☞ WMH は白質病変の体積を求めるために作られたようですが、著者の経験ではあまり実効性がありません。

白質病変の体積計算に興味がある場合は FLAIR 画像を用いた LST を使うか、BAAD で測定してみてください。

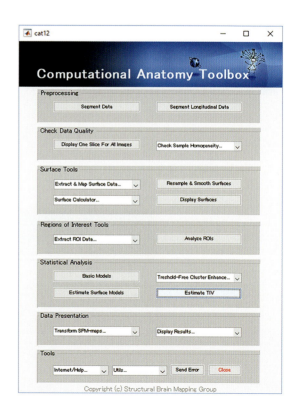

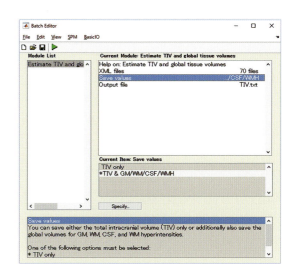

3. BAADによるsmw*ファイルの作成方法

図のようにBAADでの解析が終了したら、「結果保存」をクリックして適当な場所にcsvファイルとして結果を保存します。

ファイルをエクセルなどで開くと、被験者名以外に性別、頭蓋内容積（TIV）などの値が保存されていますので、後にこれを利用することになります。あらかじめ、ADとHCに分けておけばTwo-sample t-testでの解析が容易です。

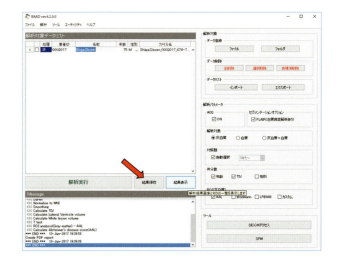

データの入っている最上位のフォルダで、"smws1"と入力して検索すると、解析に必要なファイルが表示されるので、これを別のフォルダにコピーします。

Two-sample T-testの場合、例えばADとHCを別々のフォルダにコピーした方が便利です。

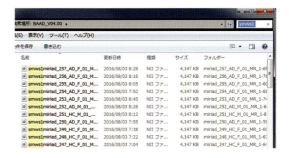

SPMによる統計解析

ここでは "modulation" したデータを扱うことにします。体積（modulation）と濃度（no modulation）の違いは基礎編を参照して下さい。

解析に必要なデータは smws1（灰白質）や smws2（白質）になります。

検定のデザインには "Two-sample t-test" や "Multiple regression" などがあります。Two-sample t-test の場合は健常者のグループ対アルツハイマー病のグループといった2群比較になりますので、smws1 をそれぞれのフォルダに分けて入れておくと便利です。Multiple regression の場合は相関関係を調べますが、グループに0や1などのダミー変数を入れることにより群間比較も可能になります。3群以上の場合にはダミーに使う数値が影響してきますので注意が必要です。頭蓋内容積（TIV）、年齢、性別などを "covariate" に入力する場合は、あらかじめエクセルで症例ごとのデータファイルを作成しておく必要があります。

それでは実際に解析してみましょう。まず、BAAD のホームページのダウンロードサイトから MIRIAD_sample_data をダウンロードして解凍します。

A. Two-sample t-test

AD と HC の2群比較をします。AD と HC の smws1 ファイルをそれぞれ別々のフォルダに保存しておくと便利です。

Basic models で Batch Editor を立ち上げます。

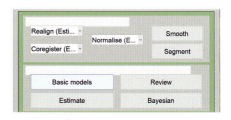

- Directory；結果を保存するフォルダの指定
- Design; Two-sample t-test
- Group 1 Scans; AD の smws1
- Group 2 Scans; HC の smws1

Group1（AD）と Group2（HC）はそれぞれ独立したグループなので、Independence は "yes"、またその分散は異なるはずなので Variance は "Unequal" になります。

- Grand mean scaling と ANCOVA はここでは "No"。
- Covariate; 年齢と TIV を covariate of no interest として使います。

☞ 年齢と TIV の値は、MIRIAD_BAAD_results_VOLUME.csv の中にあります。

New: Covariate をクリックして入力欄を 2 つ作ります。

Vector に TIV の値を入力しますが、Excel ファイルからコピー & ペーストします。ここでは Group1 と Group2 の値を同時に入力しますが、その順番が Group1 → Group2 の順で smws1 ファイルの登録と同じ順になる必要があります。Name に TIV と入力。

同様に 2 番目の Covariate の Vector 欄に年齢を入力し、Name を age とします。

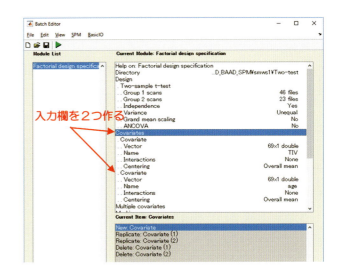

- Masking: Threshold masking をクリックして"Absolute"を選択し、Threshold を 100 から 0.1 に変更します。

これで準備ができたので、▶をクリックして実行します。

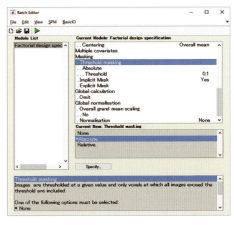

設定は図のようになっているはずです。この設定を batch ファイルとして保存しておくと便利です。Batch Editor の File から Save Batch を選択して、任意の名前（XX-batch）をつけて保存します。

次回読み込む際には、同様に Load Batch でさきほど保存したファイルを読み込みます。

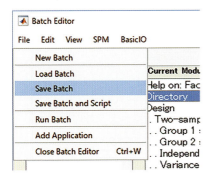

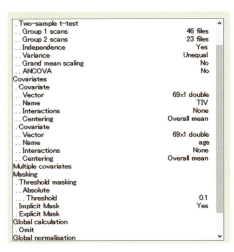

- Estimate で Batch Editor を立ち上げます。
- Select SPM.mat で先ほど作られた SPM.mat を選択して▶をクリック。
- Results で SPM.mat を選択して SPM contrast manager を立ち上げます。
- Define new contrast... をクリックして、コントラストを指定します。

今回は AD と HC の 2 群比較なので、[−1 1] と入力します。Age と TIV のところは、[0 0] と入力してもかまいませんが、何も入力しなければ自動的に 0 になっています。

ここでの検定は片側のみ考慮しています。Group1 が AD なので、contrast を [−1 1] とすると AD が HC と比較して体積が小さい領域が陽性として提示されます。もし、AD が HC よりも体積が大きい領域を調べたいときは、contrast を [1 −1] とします。例えば、smws3*（髄液）を比較するときなどはこのようなコントラストになるかと思います。

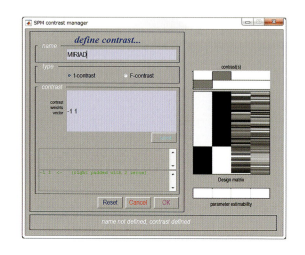

コントラストで TIV と年齢が "0" に設定されていますので、これらのパラメーターは covariate of no interest として扱われます。すなわち t–検定の際の傾きには反映されません。これに関しての詳細は基礎編の「一般線形モデル」を参照してください。

コントラストを入力したら name に任意の名前（ここでは MIRIAD）を入力して OK。

Apply masking; none
P value; FWE, 0.05
Non-stationarity; OFF（補正する場合は ON）
Extent threshold; 100（任意の数値）

apply masking	none
p value (FWE)	0.05
non-stationarity correction	OFF
& extent threshold {voxels}	100

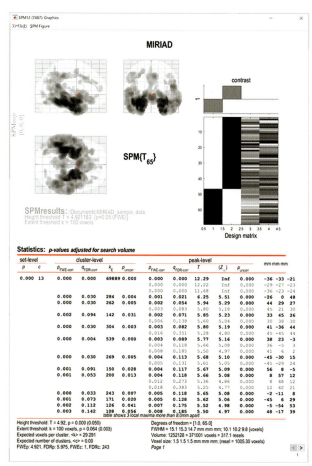

※ Grand mean scaling と Global normalization の違いについて。

Grand mean scaling はもともと PET で得られた脳血流量の数値を 50 ml/min/100 g 前後に調整するために考えられた機能で、被験者全例の全ボクセルの値の平均を求めて max を 100 に scaling しています。VBM では信号値＝体積（modulation 時）ですので、結果として灰白質の体積に対する比を両群で調べていることになります。ANCOVA を用いると、これをグループごとに実施するので、AD と HC の灰白質の体積の差が反映されます。

Global normalization の場合も灰白質の体積による正規化をしていますが、AD と HC それぞれ別々に行っています。すなわち、両群に既に存在している灰白質の体積の差は考慮されません。

"Proportional" では脳ごとの正規化となり、"ANCOVA" ではボクセルごとの正規化になります。灰白質の体積と局所脳の体積の相関が同じ傾きになる場合は proportional で問題ありません。しかし、脳の部位（あるいはボクセルの位置）によって灰白質の体積との相関の傾きが異なる場合を考慮する場合には "ANCOVA" を選択しますが、この場合自由度が 1 つ減ります。お気づきと思いますが、この操作は TIV の替わりに灰白質の体積を covariate として用いたことと同じになります。ただ TIV の場合は AD や HC に影響されないと推測されますが、灰白質の体積は AD の方が HC よりも小さいはずです。したがって "Global normalization" による検定は加齢など生理的な灰白質の萎縮は無視して、海馬などの局所的な萎縮を調べていることになります。言い換えると、脳全体が等しく萎縮している場合は無視して、局所的に萎縮しているところだけを探していることになります。詳細は基礎編を参照してください。

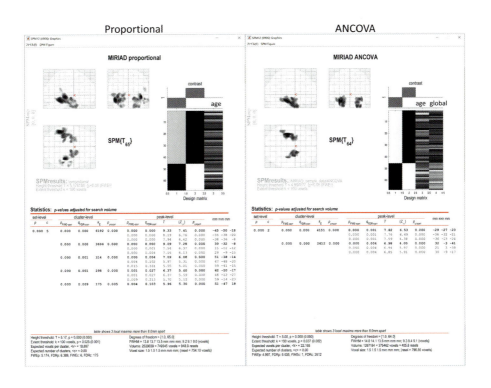

参考までに、Global normalization の proportional と ANCOVA の結果の違いを図に示します。

座標の解剖学名を確認するためには、図のように Atlas-Label using-Neuromorphometrics とします。

テーブルの座標のところで右クリックすると図のように表示されます。

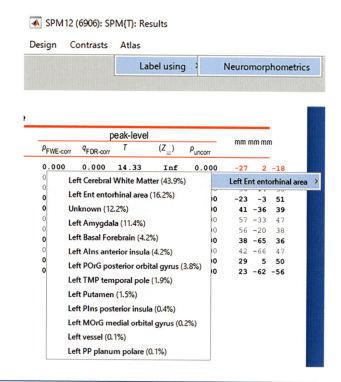

> ☞ BAAD の SPM では non-stationarity の補正ができるようにしています。また、従来の FDR の結果（voxel-level）を表示できるようにしています。Default では topological FDR の結果が図のように cluster-level で表示されます。

※多重検定問題、RFT、non-stationarity の補正などの詳細については理論編を参照してください。

各座標の解剖名をまとめて表示させたいときは、SPM の Toolbox から aal を選択します。

Local Maxima Labeling を選択し、ROI_MNIV5.nii を選択すると、それぞれの座標の解剖名が表示されます。

dist mm が 0 の場合は、その座標の解剖名を示しています。例えば −36 −33 −21 は左の紡錘状回に位置しますが、同じクラスター内でそこから 3.74 mm 離

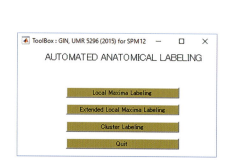
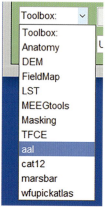

れたところに別の local maxima があり、その解剖名は左の下側頭回に位置することを示しています。これは同じクラスター内に複数のピークがあったとき、8 mm 以内の local maxima を知るのに役立ちます。もっと知りたい

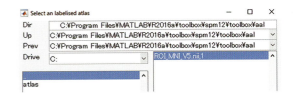

ときは、aal の "Extended local Maxima Labeling" や "Cluster Labeling" を選択します。

Labels : volume summary (labels and distances for entire volume)

x,y,z mm	label	dist mm				
-36 -33 -21	Fusiform_L	0.00	Temporal_Inf_L	3.74	Cerebelum_6_L	7.07
-29 -27 -23	ParaHippocampal_L	0.00	Fusiform_L	1.87	Cerebelum_4_5_L	6.44
-36 -23 -24	Fusiform_L	0.00	Temporal_Inf_L	2.06	ParaHippocampal_L	4.03
-26 0 48	Frontal_Mid_2_L	0.00	Frontal_Sup_2_L	1.50	Precentral_L	2.50
44 29 27	Frontal_Inf_Tri_R	0.00	Frontal_Mid_2_R	3.39	Frontal_Inf_Oper_R	5.61
45 21 30	Frontal_Inf_Tri_R	0.00	Frontal_Inf_Tri_R	1.41	Frontal_Mid_2_R	2.45
33 45 26	Frontal_Mid_2_R	0.00	Frontal_Sup_2_R	3.50	Frontal_Inf_Tri_R	12.09
30 38 30	Frontal_Mid_2_R	0.00	Frontal_Sup_2_R	4.50	Frontal_Inf_Tri_R	7.09
41 -36 44	SupraMarginal_R	0.00	Parietal_Inf_R	2.55	Postcentral_R	4.06
45 -45 44	Parietal_Inf_R	0.00	SupraMarginal_R	1.50	Angular_R	7.63
38 23 -3	Insula_R	0.00	Frontal_Inf_Orb_2_R	5.24	Frontal_Inf_Tri_R	6.44
36 -5 3	Putamen_R	1.12	Insula_R	2.29	Rolandic_Oper_R	8.08
41 6 2	Insula_R	0.00	Frontal_Inf_Oper_R	5.87	Putamen_R	6.52
-45 -30 15	Temporal_Sup_L	0.00	Temporal_Sup_L	1.41	SupraMarginal_L	6.48
-45 -29 24	SupraMarginal_L	0.00	Rolandic_Oper_L	2.29	Temporal_Sup_L	4.15
56 8 -5	Temporal_Pole_Sup_R	0.00	Rolandic_Oper_R	3.84	Temporal_Sup_R	5.55
8 57 12	Frontal_Sup_Medial_R	0.00	Cingulate_Ant_R	3.64	Frontal_Sup_Medial_L	6.87
8 48 12	Cingulate_Ant_R	0.00	Frontal_Sup_Medial_R	5.12	Cingulate_Ant_L	5.85
12 42 21	Cingulate_Ant_R	0.00	Frontal_Sup_Medial_R	5.00	Frontal_Sup_2_R	5.00

B. Multiple regression

Basic models で Batch Editor を立ち上げます。

- Directory；結果を保存したいフォルダの指定
- Design; Multiple regression
- Scans; smws1miriad_xx（ここでは 69 ファイル、右クリックすると select-all と同じ操作になります）。Covariate に AD と HC のダミー値を入力します（ここでは AD＝1、HC＝0 としています）。

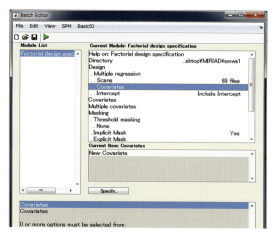

グループのダミー値を入力して、Name に
"Group" と入力します。

☞ Excel で編集するには、診断の列をコピーして新しい列として挿入し、置換で AD を 1、HC を 0 として作成します。

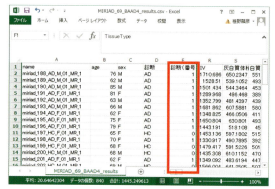

Covariate：年齢と TIV を入力

Masking:Threshold masking を absolute にして、100 を 0.1 にします。

☞ "New Covariate" で入力欄を増やすことができます。

入力欄を消す場合は、"Delete Covariate" を選択します。

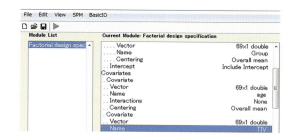

第 3 章 実践編

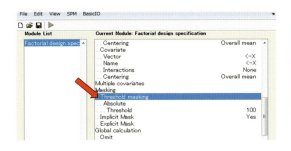

☞ このときに Threshold masking を None にして、Explicit Mask に事前に用意したマスク画像を選択してもかまいません。

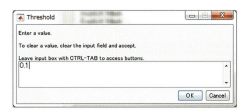

☞ ここまでの入力を Save Batch で保存しておくと、次回、Load Batch で簡単に呼び出すことができます。

これで準備ができたので▶をクリックして実行します。

Graphics に統計の Design が図のように表示されます。

"mean"、"age"、"TIV"、"Group" の順に登録されていることを確認してください。

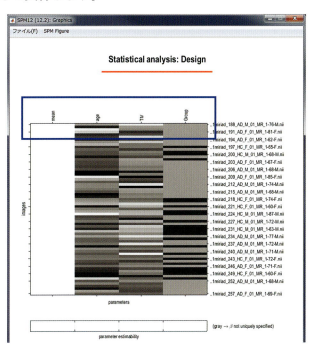

Estimate で Batch Editor を立ち上げます。

Select SPM.mat でさきほど作られた SPM.mat を選択して▶をクリック。

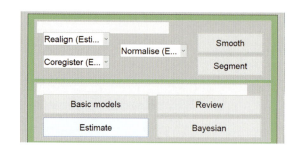

ResultsでSPM.matを選択してSPM contrast managerを立ち上げます。

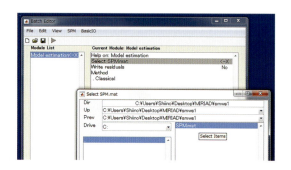

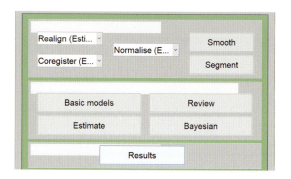

Define new contrast... をクリックして、コントラストを指定します。今回は4列目のGroup（AD v.s. HC）がコントラストになり、年齢とTIVは一般線形モデルの余剰変数、すなわち共変量（covariate）として扱うのでコントラストは0になります。

このモデルでは、[0 0 0 −1]と入力します（contrast weights vector）。最後を1とすると、拡大している領域、−1とすると萎縮している領域を検出することになります。

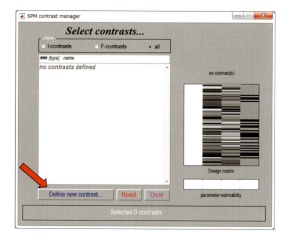

☞ 共変量（covariate）は剰余変数とも呼ばれ、被験者の反応（従属変数）に一定の規則的な影響を及ぼす可能性はあるが、調べたい独立変数（実験変数）への影響を取り除きたい（no interest）場合に入力して、コントラストを0にします。

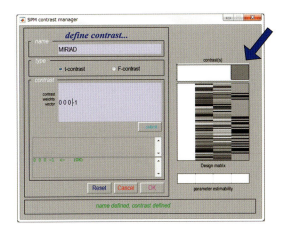

左図の矢印のところにcontrast（マイナスなので下向き）が表示されました。

"name"に適当な文字を入力してOK、"Done"で次に進みます。

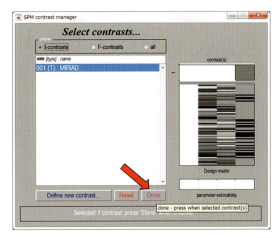

- apply masking "none"
- p value adjustment "FWE"
- p value（FWE）"0.05"
  （RFTでの多重検定の補正された閾値）
- non-stationarity correction

クラスターレベルの検定における確率場の不均一補正をする場合は"ON"

- & extent threshold（voxels）

検定で有意となるクラスターの最小の大きさを指定します。0でもかまいません。ここでは小さなクラスターが出てこないように"100"を入力してみます。

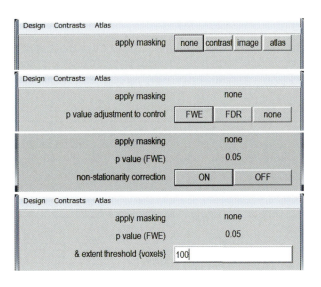

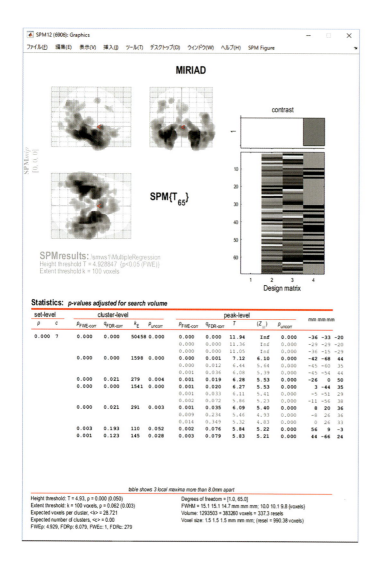

Statistical table で表示されている x, y, z (mm) は MNI 空間の座標になります。数値の上をクリックすると左上の Maximum intensity projection (glass brain view) の赤い矢印 (<) の位置がその座標部位に移動します。

t 値などが 14.33 になっていても、クリックすると実際の値 (14.3306) がコマンドプロンプト画面に表示されます。

クラスターに複数のピークがある場合には、最高峰以外にそこから 8 mm を越えて離れているピークを合計 3 つまで表示します。

C. ANOVA

3 群以上の比較の場合に用います。ここでは練習のため HC-男性と女性、AD-男性と女性の計 4 群で検討してみます。

Basic models で Batch Editor を立ち上げます。

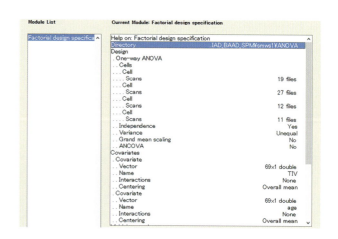

- Directory；結果が保存されるフォルダの指定
- Design; one-way ANOVA
- Cells; New: Cell を 3 回クリックして AD-男性、AD-女性、HC-男性、HC-女性の順に

Scans に smws1*を登録します。
- Covariate; TIV と年齢を入力しますが、画像を入力した順番になっている必要があります。
- Excel のソートで AD/HC と男性/女性で並び替えてから copy-paste で入力すると便利です。
- Threshold masking; Absolute 0.1

これで実行▶。

右図のような統計デザインが表示されます。

Estimate で Batch Editor を立ち上げます。

"Select SPM.mat"で先ほど作られた SPM.mat を選択して▶をクリック。

Results で SPM.mat を選択して SPM contrast manager を立ち上げます。

ここで contrast weights vector に [−1 −1 1 1] と入力すると AD と HC の2群間の比較（AD v.s. HC）となり、さきほどの t−検定と同じデザインとなりますが、注意したいのは自由度が2つ減ってしまうことで、このため結果は多少異なります。したがって2群比較の場合は two-sample t-test を実施すべきですが、試しに実行してみると以下のような結果が表示されます。

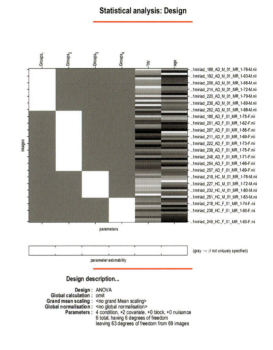

これまでと同様に FWE < 0.05、100 以上の voxel のクラスターを表示させます。

自由度が 65 から 63 に減っていることに留意してください。

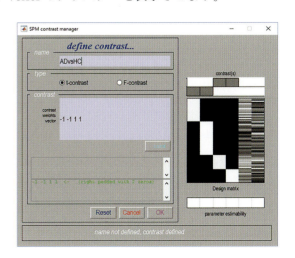

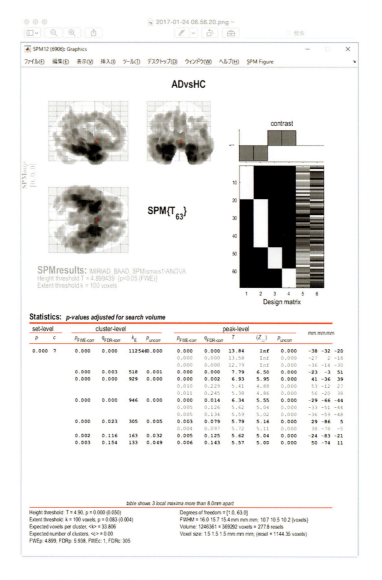

　4群に何らかの差があるかどうかを調べたいときは、2群ずつ調べていく方法もあります。例えばAD-男性とHC-男性の比較を調べたいときは、contrast weightに[−1 0 1 0]と入力します。4群間に何らかの差がないかを調べるためにはF-contrastを用います。Contrast managerのF-contrastの丸をクリックして、contrast weights vectorに図のようにeye(4) − 1/4と入力※します。

　タイトル(name)には適当なものを入力(こ

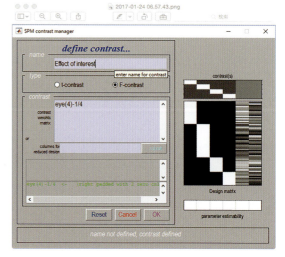

こでは Effect of interest) して OK。

※ここで eye は MATLAB の命令で単位行列を指定するコマンドでカッコの中は行と列の数になります。例えば n 行 m 列の行列を作りたいときは eye (n,m) と入力します。その次の $-1/4$ ですが、これは重みの総和を 0 にするためのものです。試しに MATLAB で eye(4) と入力すると図のような 4 行 4 列の単位行列が出てきます。Eye(4) $-1/4$ と入力すると、図のようにそこから 0.25 を引いた値が出てきます。行の和が 0 になることに注意してください。

MATLAB には他にも特殊な変数名があり、例えば "pi" は π（円周率）、"NaN" や "nan" は数値でない（Not a Number）、"eps" は $1+\varepsilon>1$ となる ε の最小値などです。

```
    SPM computation             :
>> eye(4)

ans =

     1     0     0     0
     0     1     0     0
     0     0     1     0
     0     0     0     1

>> eye(4)-1/4

ans =

    0.7500   -0.2500   -0.2500   -0.2500
   -0.2500    0.7500   -0.2500   -0.2500
   -0.2500   -0.2500    0.7500   -0.2500
   -0.2500   -0.2500   -0.2500    0.7500
```

右図の結果はFWE＜0.05、100以上のvoxelのクラスターを表示させたもので4グループの中での差を示しています。一見ADとHCを比較した結果のようにも見えますが、ここで2番目のクラスターが先ほどのAD v.s. HCと多少異なるので、このクラスターを詳しく調べてみることにします。

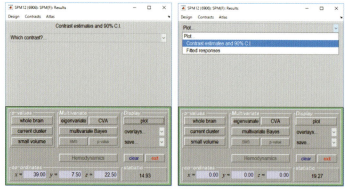

Resultsの右側のDisplayのところにあるplotをクリックすると、Which contrast?と聞いてきますので、"Effect of interest"を選択します。次に"Contrast estimates and 90% C.I."を選択すると図のようなグラフが表示されます。

このグラフは、このクラスターの差はAD-HCよりもHCの男女差が強く影響していることを示唆しています。

少し気になるので、SPMのResultsに戻って、SPM.matを選択し、contrast weightに[−1 1 −1 1]と入力して男女差を調べてみます。t-contrastでこれまでのようにFWE＜0.05

とすると有意な差は認められないことがわかります。

Contrast-significance level で FWE から uncorrected p ＜ 0.001 に変更すると、図のような小さなクラスターが複数認められます。FWE ではないので、偽陽性が多く含まれている可能性に留意してください。

もし気になるようでしたら、2 群比較の t–検定の際に TIV と age 以外に sex も covariate に入れて検定してください。

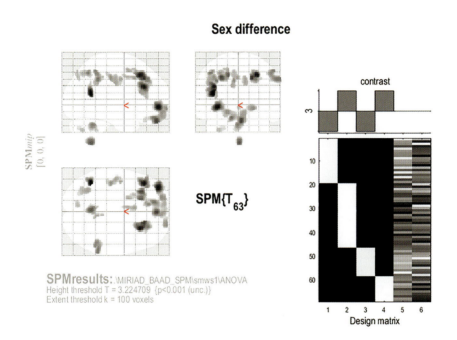

D. Full factorial

この場合の組み合わせも、HC-男性と女性、AD-男性と女性の計 4 つになりますので、入力も 4 組に分けて行います。

Basic models で Batch Editor を立ち上げます。

- Directory；結果が保存されるフォルダの指定
- Design; Full factorial
- Factors; New: Factor をクリックして disease と sex の 2 つの要因を作成します。それぞれに男女のグループがあるので Levels は 2 になります。
- Cells；4 グループの入力になるので、New:Cell を 3 回クリックして 4 つ作成します。Levels はそれぞれ [1 1]、[1 2]、[2 1]、[2 2] として scans に HC-男性、HC-女性、AD-男性、AD-女性の smws1 をそれぞれ入力します。

- Covariate; TIV と年齢を入力しますが、画像を入力した順番になっている必要があります。Excel のソートで AD/HC と男性/女性で並び替えてから copy-paste で入力すると便利です。
- Threshold masking; Absolute 0.1

これで実行。

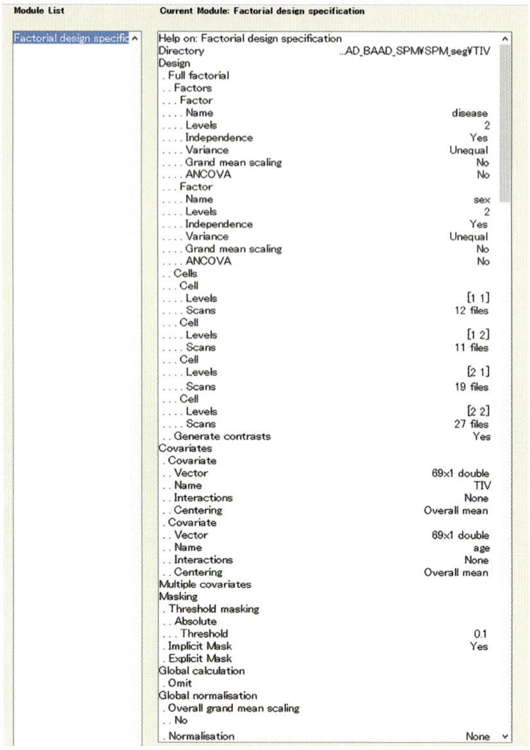

　右図のような統計デザインが表示されます。

　Estimate で Batch Editor を立ち上げます。"Select SPM.mat"で先ほど作られた SPM.mat を選択して実行します。

　Results で SPM.mat を選択して SPM contrast manager を立ち上げます。

　これまでと異なり Define new contrast を使わなくても右図のように F-contrasts と t-contrasts がそれぞれ自動表示されます。

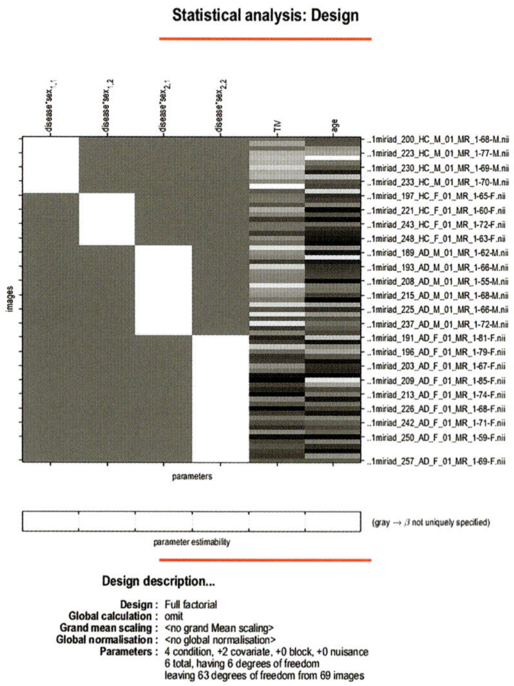

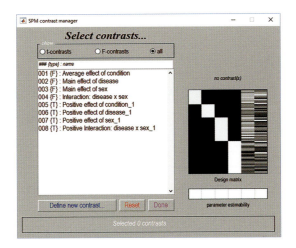

ここでいろいろな T-contrast を見てみます。

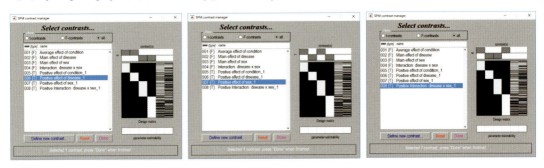

どれも先ほどの ANOVA と同じであることを確認してください。

ここで F-contrast の "Main effect of disease" を選択してみます。

さきほどの AD v.s. HC との違いは t-contrast か F-contrast かによります。

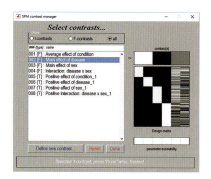

ここで Define new contrast でさきほどと同じように F-contrast の丸をクリックして、eye(4) − 1/4 と入力して、タイトル (name) に Effect of interest と入力して OK をクリックします。

結果は ANOVA のときと同じになるはずです。

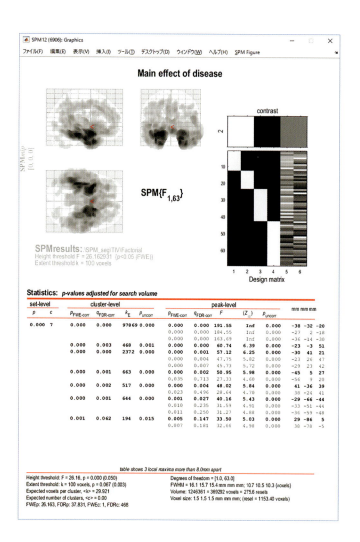

結果表示

A. SPM

Section：

SPM（T）：Results の右下にある overlays... からsections を選択。

BAAD￥spm12_BAAD_mcr￥SPM￥spm12￥canonical の中の例えばsingle_subj_T1.nii,1 を選択して Done。

右図のような画面が表示されます。

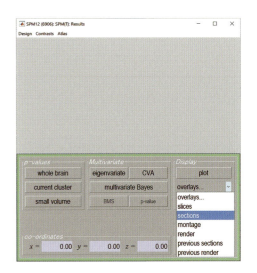

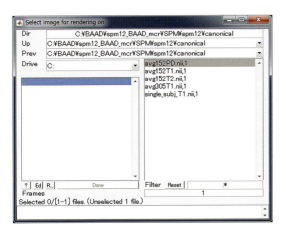

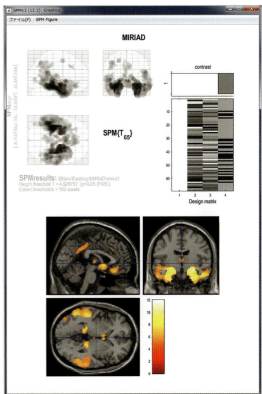

Overlay：

同様に overlays... から render を選択。

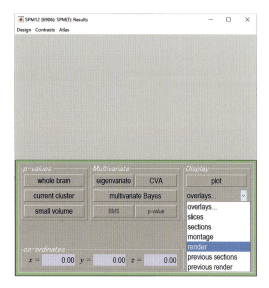

BAAD￥spm12_BAAD_mcr￥SPM￥spm12￥rend　の中の例えば render_single_subj.mat を選択して Done。

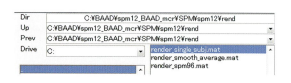

Style "new"

Brighten blobs "none"

Which colours? "RGB"

下図のような render 画面が出ます。

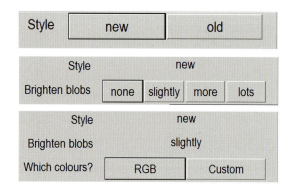

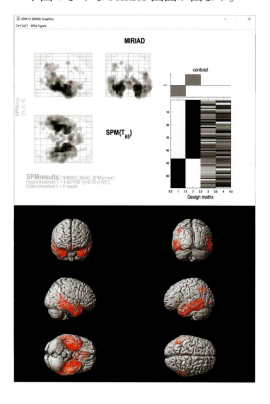

Montage：

同様に overlays... から montage を選択。

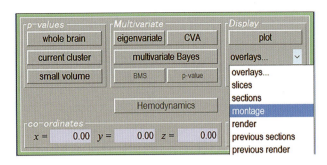

BAAD¥spm12_BAAD_mcr¥SPM¥spm12¥canonical の中の例えば avg305T1.nii を選択して Done。

Axial, Coronal, Sagittal のどれかを選択すると表示範囲とスライスの間隔（mm）が示されます（default では 2 mm 間隔）ので、必要に応じて編集します。

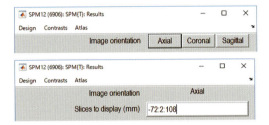

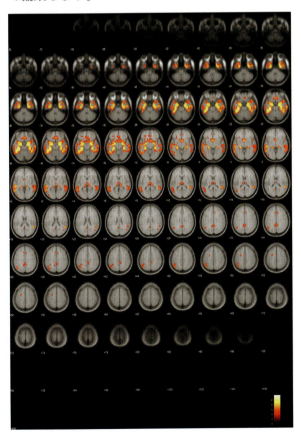

B. PickAtlas

- PickAtlasでは脳の横断画像に結果が表示されるため、解剖学的な位置の確認が容易にできて便利です。Non-stationarityの補正には対応できていませんので注意してください。
- SPMのtoolboxからwfupickatlasを選択します。
- HUMAN ATLASを選択します。
- 図のようなPickAtlasの画面が出るので、RESULTSをクリックします。

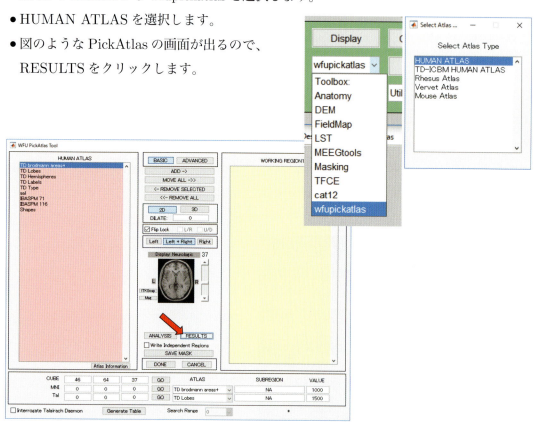

- 図のような画面が出るので、File-Open。
- SPM.matを選択してDone。
- FWEを選択して、Thresholdを0.5にして、Extentを100にすると、SPMと同じ座標群がテーブルに表示されているはずです。テーブルの座標をクリックするとその部位の解剖領域が画面に示されます。

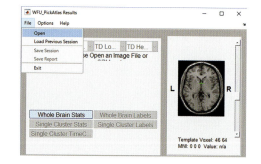

第3章　実践編

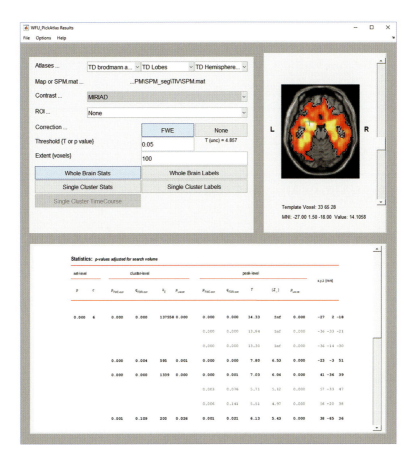

　新たに2つめのPickAtlasを立ち上げ、HUMAN ATLASの画面で、テーブルの座標をMNIのところに入力すると図のように解剖学的な名称を確認することができます（ここではMNIに−27, 2, −18と入力しています）。

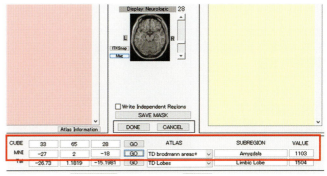

　また、このMNI座標がTalairachの座標に換算されて自動表示されています（このようにMNIとTalairachの座標の変換ができますが、複数の座標をまとめて変換したいときは、別に便利な方法があります）。

　座標入力画面の上方のMAXをクリックすると緑色の点がoverlayされているのがわかります。

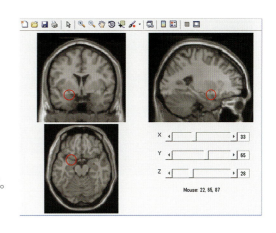

203

☞ PickAtlas はパスの設定に脆弱性があり気難しいです。MATLAB ユーザーは Pick-Atlas が spm12/toolbox の中に入っている状態で、spm12 をまるごと C:（C ドライブの直下）に移動させておいた方が無難です。

C. BAAD で統計解析結果表示

BAAD のツールから Group Analysis を選択します。

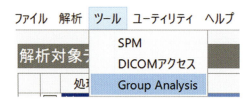

解析したフォルダ（SPM.mat が入っている場所）を選択すると BAAD による解析結果が表示されます。

グループ比較の ROI ごとの z 値も計算しています。左中段の「volume」をクリックして SPM.mat を選択して、SPM の統計（Results）と同じ操作で進んでテーブルを表示させます。

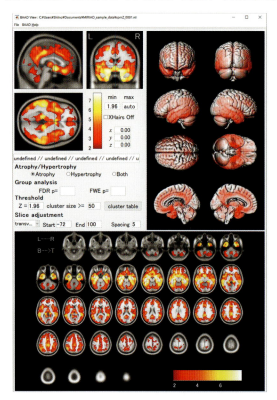
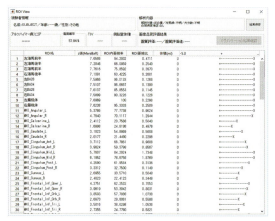

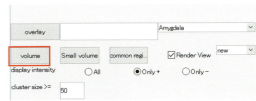

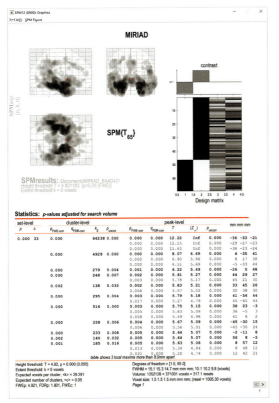

RFTの検定結果テーブルで、FWEpのt値が4.921[注11]と表示されているので、z＝に4.921と入力してみます。

この結果は、BAAD ViewerのFWEに0.05と入力した場合と同じ結果になることを確認してください。

[注11] 赤枠部位の表示は$p < 0.05$のときのt値やクラスタサイズを示しています。

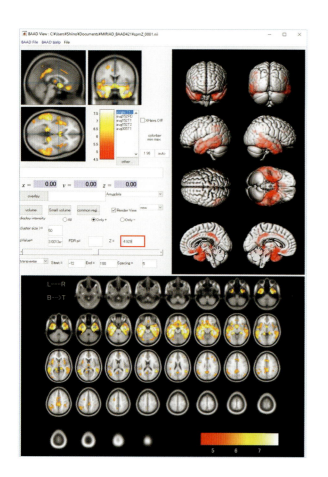

左上の colour bar の値を変えることもできます。

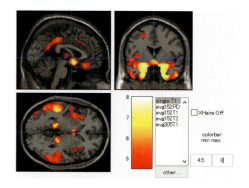

Permutation test

SPM12 の Batch を立ち上げます。

SPM-Tools-SnPM

1. Specify
2. Groups:Two Sample T test

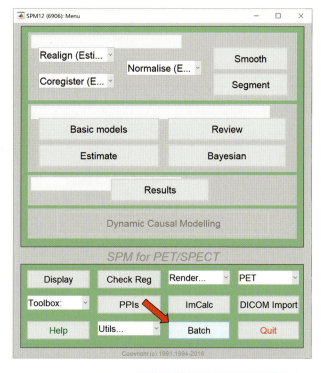

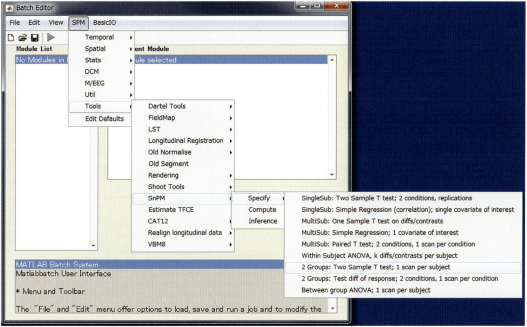

SPM の basic models の Two-sample t-test と同じように入力します。

Permutaion の回数を入力します。

Variance smoothing のところに [8 8 8] と入力（pseudo-t 検定）。

入力が終わったら実行▶。

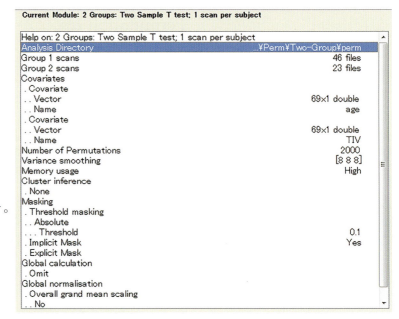

右図のような Design Matrix が表示されます。

Batch として保存しておくと便利です。

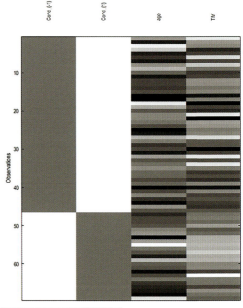

SnPM-Compute
SnPMcfg.mat を選択
実行▶。

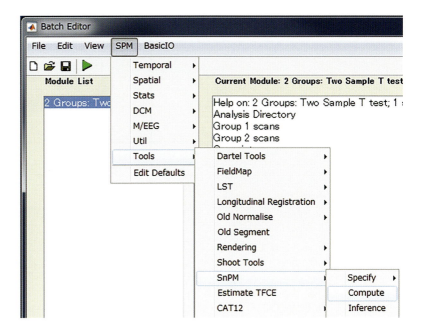

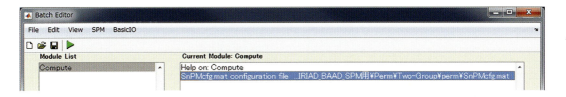

3. SnPN-Inference

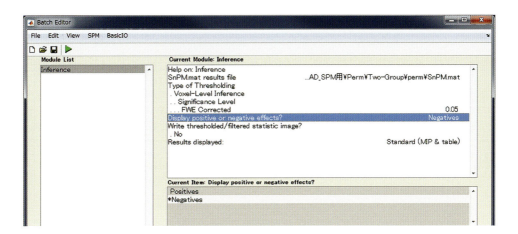

Display positive or negative effects? "Negatives"
実行▶。

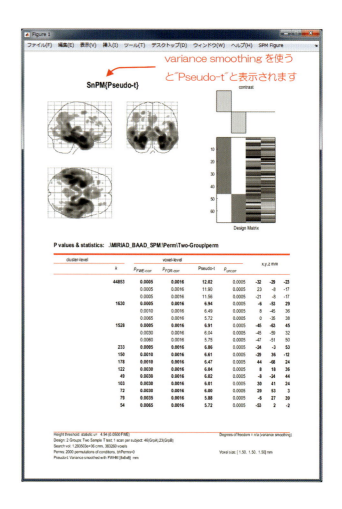

解析結果は IP_FWE-.img（hdr）として保存されますので、他のソフトでプレゼンテーションも可能です。このときの画像のボクセル値は $\log_{10}$ になっているので、閾値を決めるときは p = 0.05 は −1.3、0.01 は −2、0.005 は −2.3 になります。

TFCE

SPMの2群比較（Two sample t-test）で作成したSPM.matを使います[注12, 13]。

- SPM12のToolboxからTFCEを選択。
- TFCE ToolboxからEstimate SPMの2群比較で得たSPM.matを選択。
- 入れ替え回数を入力（1000回程度）。

TBSS: no（tract-based spatial statistics）
Use multi-threading to... :yes

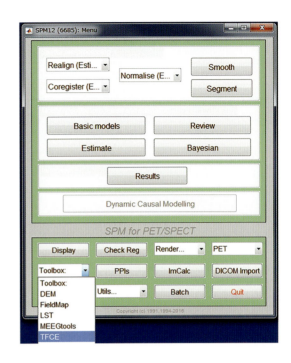

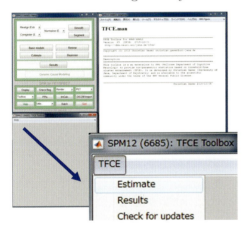

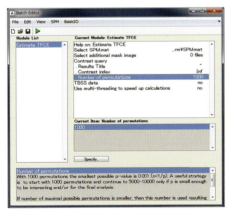

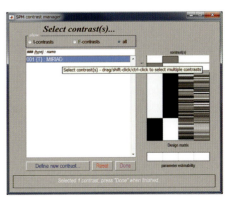

いつものようにコントラストを選択してDone。

[注12] 図はTFCEのver.93になっています。
[注13] 用いているフォルダに日本語が使われているとエラーになることがあります。

右図のような実行画面が表示されます。

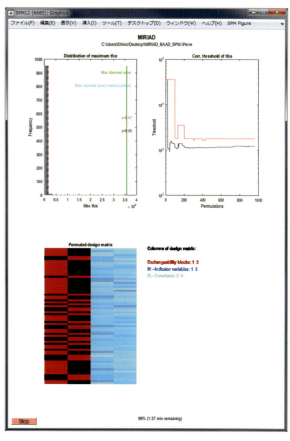

TFCE-ResultsSPM.mat を選択し、いつものように進めます。

図のように TFCE と T ボタンが表示されるので TFCE を選択（T を選択すると permutation だけの結果が提示されます）。

Original
FWE
0.05

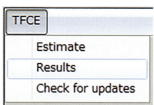

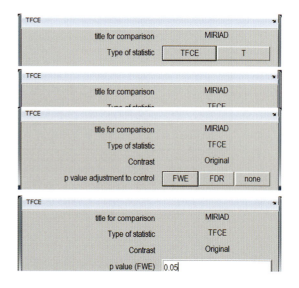

whole brain をクリックして table も表示させます。

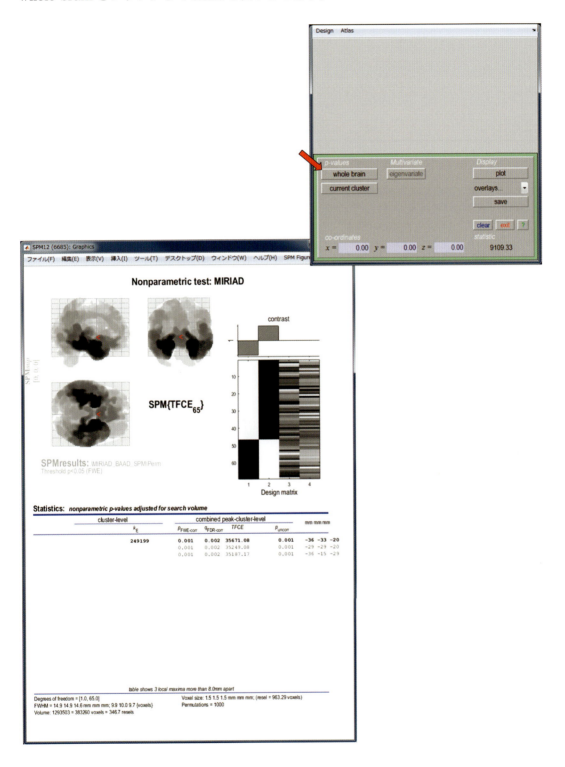

SPMの操作と同じような表示ができます。

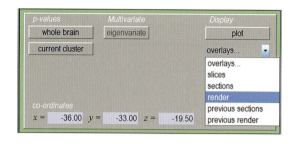

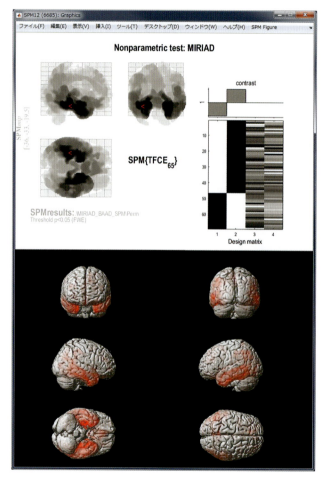

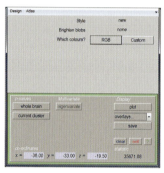

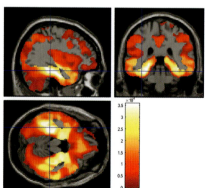

Permutation vs TFCE

SnPM

TFCE

カスタムROIの作り方

1. NIfTI画像の作成

　VBMにおける統計解析のところで、two-sample t-testの結果であるSPM.matを使って説明します。MIRIADのAD群とHC群でcovariateにTIVと年齢を使っていたと思います。

　ResultでSPM.matを選択して統計解析を実施します。検定閾値のところで例えばFWE＝0.0000001ぐらいにします。

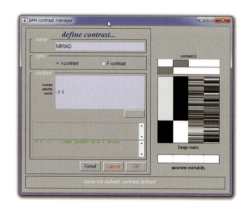

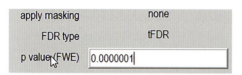

　図のようなクラスターが表示されます。

　save...で選択したクラスターのbinary画像を作ります（Tableでクラスターを選択してcurrent clusterにすると任意のクラスターを選択できます）。

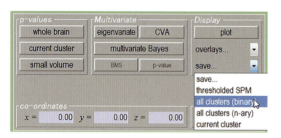

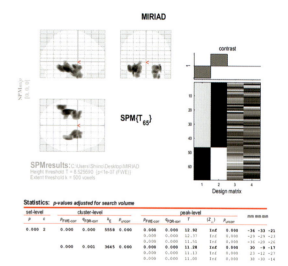

　Output filenameに適当な名前を入れて保存します。

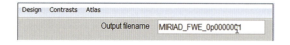

Display でこの.nii ファイルを開くと図のような左右の海馬付近のマスク画像になっています。

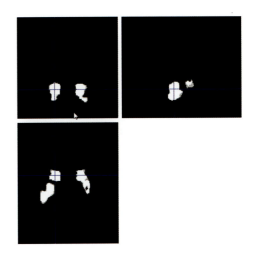

2. ROI ファイルの作成

Toolbox から MarsBaR を立ち上げます。
ROI definition から Import...

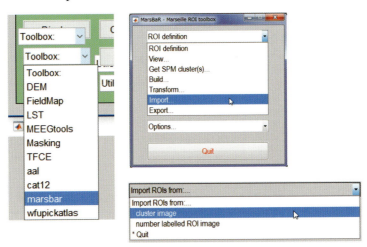

cluster image

　さきほど保存した.nii ファイルを読み込みます。

　出力先のフォルダ（directory）を選択して実行。

　指定した場所に XX_roi.mat というファイル（ここでは 2 つの ROI ファイル）が保存されています。

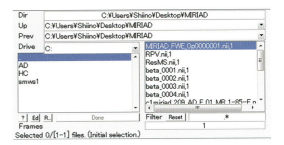

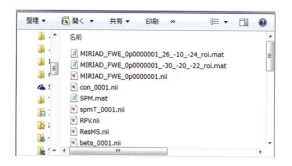

3. BAADに搭載

BAAD¥param¥roi¥gray¥Custom の中に先ほどのXX_roi.mat ファイルを入れてBAADを再起動します。

BAADで解析済みのデータを読み込んでROIのカスタムに✔を入れます。

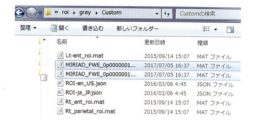

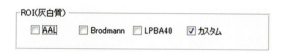

図のように作成したROIの結果がBAADで表示されるようになります。

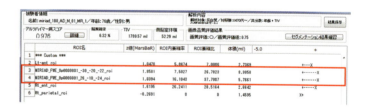

☞ ROIを集合させたい場合には、Transform… Combine ROIs 合体させたい複数のROIを選択。

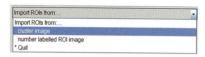

r1 or r2 or r3 の場合には図のように "|" を使う。
名前を登録して終了。

Transform の主な公式
   ROI1 と ROI2 の Union:
     r1 | r2 (ROI1 or ROI2)
   ROI1 と ROI2 の共通部分:

> r1 & r2
> ROI1 から ROI2 を除く：
> r1 & ~ r2

　これまでの操作でお気付きかと思いますが、ITK などを用いて任意のマスク画像（例えば脳梁、側脳室、黒質など）を NIfTI 形式で作成し、MarsBaR で任意の ROI（_roi.mat）を作ると BAAD に搭載することが可能になります。この際、作成したマスク画像が MNI 座標系でないと位置が合わないので注意してください。

SPM12によるTBMの方法

1. Skull striping

TBMでははじめに脳の灰白質と白質だけを抽出します。
Segmentationで灰白質、白質、INU補正した画像を作ります。

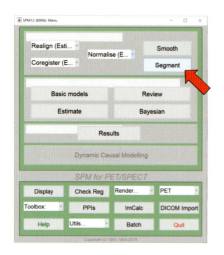
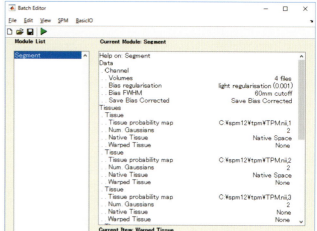

Save Bias CorrectedでSave Bias Corrected
灰白質と白質のNum Gaussians =2
Native
ImCalcでSkull Stripを実行
i1にc1
i2にc2
i3にBias correctされた3DT1（mXX）
を入力して、

$$(i1 + i2).*i3$$

＊出力ファイル名に年齢の小数点が入るとエラー

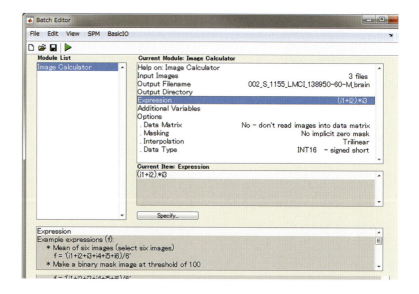

になります。※BAADユーティリティのskull strip機能を使うと一挙に処理できます。（例えば85.9 → 85p9に変更）

2. Geodesic Shoot

Batch をクリックして SPM-Tools-Longitudinal Registration- Pairwise Longitudinal Registration

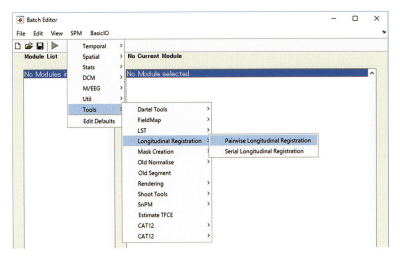

Time1 に skull strip した画像群を選択、Time2 に同じ順番で時系列の pair となる skull strip した画像群を選択します。

Time Difference にそれぞれ年齢の差（年）を入力します。

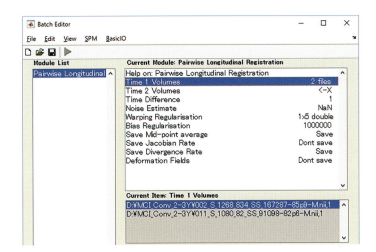

☞ Time1 に年齢の若いファイルを入れると、萎縮部位はマイナス符号になります。また、ここで入力する年齢は単に時系列の向きを確認するためのもので、年率の変化に反映されません。

3. Segmentation と Dartel の準備（MNI 空間に変換する）

avg_xx という平均化されたイメージファイルをセグメンテーションします。

C1 と C2 は Native + Dartel Imported に変更。

Sampling distance 5（時間短縮のため）

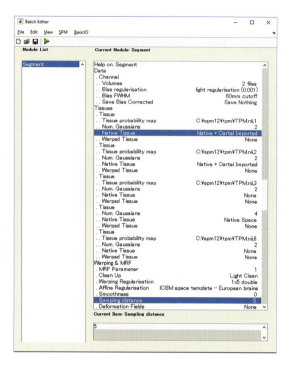

4. Dartel

Images に rc1avg_ と rc2avg_ を登録します。
IXI の templates 1 から 6 を登録して実行。

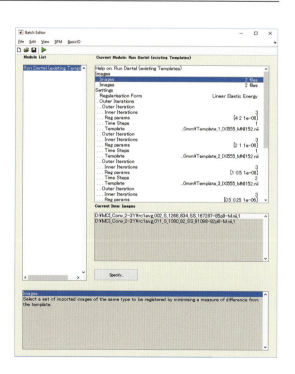

5. MNI空間に変換

- BatchからDartel Tools Normalise to MNI Space
- Dartel Templateに最後に用いたTemplate_6
- Few Subject
- Flow Fieldにu_rc1avgXX
- Imagesにdv_XX
- Preserve amount（modulation）

FWHM 4 4 4

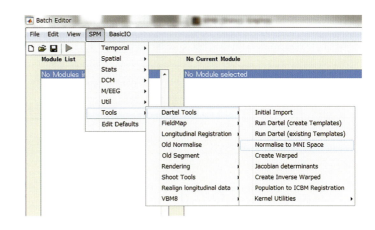

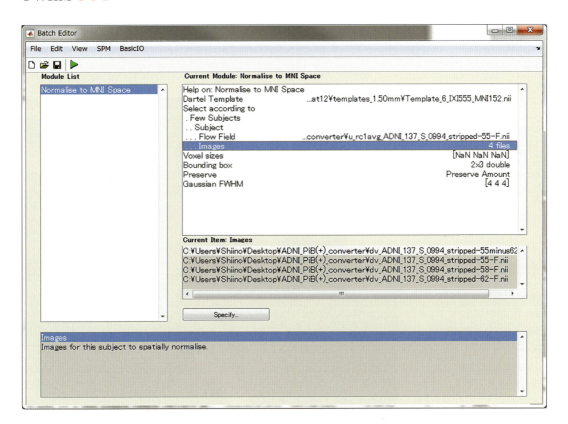

6. Jacobian determinantsから年間の萎縮率を求める

ImCalcでw_dvXXを年齢差で割ります（例えば76歳と79歳の場合は3で割ります）。この場合、明るいところほど強く萎縮しています。

> ☞ 先にj（dv）の差を求めてMNIにするのと、MNIにしてから（w）差を求めるのとでは、結果が少し異なります。理論的には先にjの差を求めてからMNIに変形した方がよいと考えます。

7. Mricroglによる表示

標準のch256は脳幹と小脳の位置がMNIと少しズレているので、MNIから作成したch256BAAD2（chBAAD, resize_imgから作成）をベースとして用います。

図のように、年間の萎縮率がスケールされているので適宜調整（図では年間2％以上萎縮している部位を表示）してください。

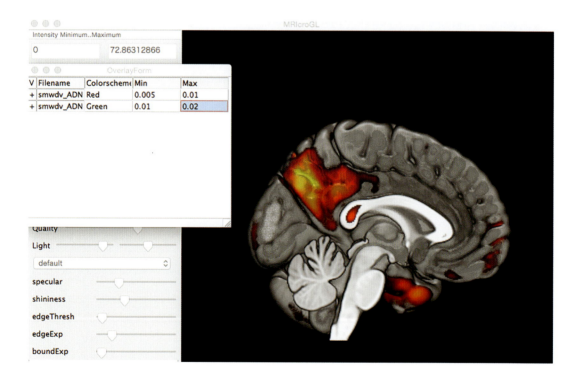

8. ROI解析

BAADのユーティリティから"ROI解析"を選択して実行します。

CAT12によるSBMの方法

1. Surface estimation

CAT12のsegmentation操作で"Surface and thickness estimation"をYesにして実行します。

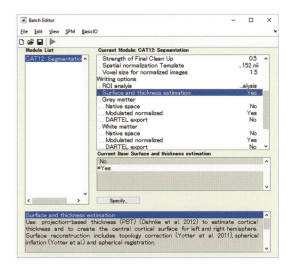

2. Gyrification index、fractal dimension、sulcal depthの解析

Extract & Map Sueface Data...からExtract additional surface parametersを選択して、Central Surfacesにlh（rh）.central.*ファイルを読み込み、Gyrification index、Cortical complexity、Sulcus depthなどを"yes"にして実行します。

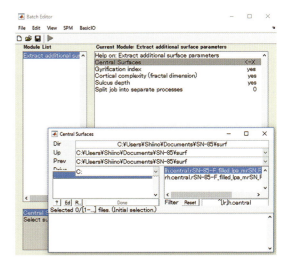

3. Tarairach 空間に登録

Resample & Smooth Surfaces

　lh**、rh**などGIやFD解析後のファイルを選択し、Smoothing Filter Size は 15 mm にして実行します。

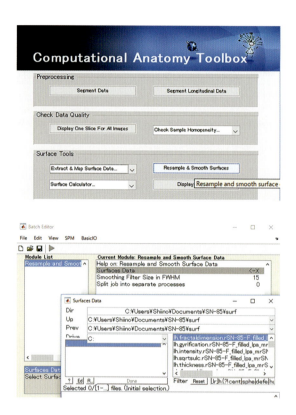

4. 結果の表示

Display Surfaces
S15 mm**を選択（複数可）。

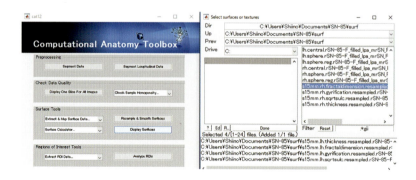

表示された画像の背景を Black にする…。

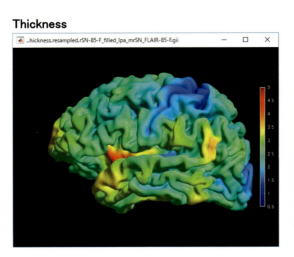
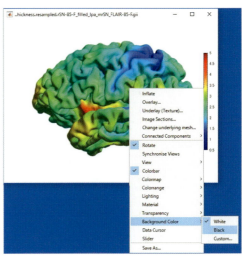

Inflate を繰り返して膨らませる…。

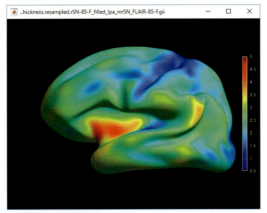
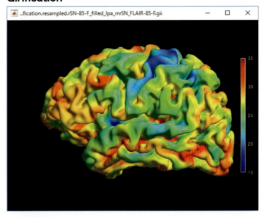
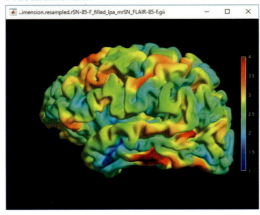
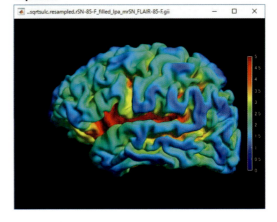

5. ROI計算

Extract ROI-based Surface values
lh.thickness.**など必要なものを全て選択。

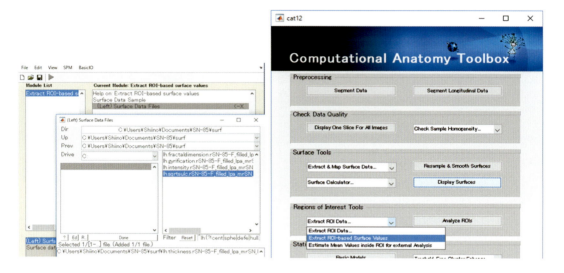

実行してXML_filesを作成します。
Estimate Mean Values inside ROI for external Analysis
　さきほどのXML_fileを選択する（catROIs**）と、エクセルファイルとして結果が出力されます。

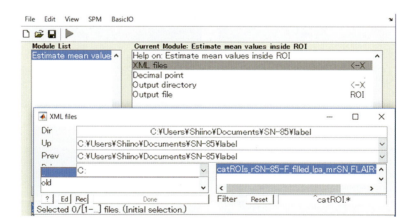

☞ 2種類のROIが設定されています。1つがDKT Atlas40*、もう1つがaparc.a2009sで、どちらもFreeSurferで採用されているものです。
* Desikan-Killiany-Tourville cortical labeling protocol

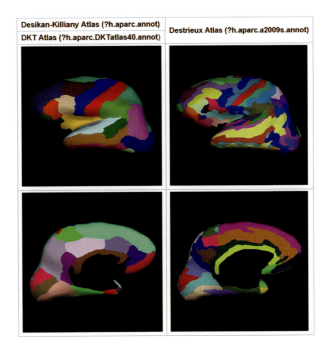

6. SBMのcalculator

1症例の場合、Surface Tools-Surface Calculator...からSurface Calculator (Subject-wise) を選択します。Surface Data SampleにS1（複数可）とS2をそれぞれ別々に登録します。

経年変化のようにsubtractionの場合、s1-s2と入力すると合致したファイル名（例では左右の半球を同時に計算）で出力してくれます。

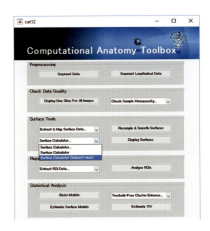

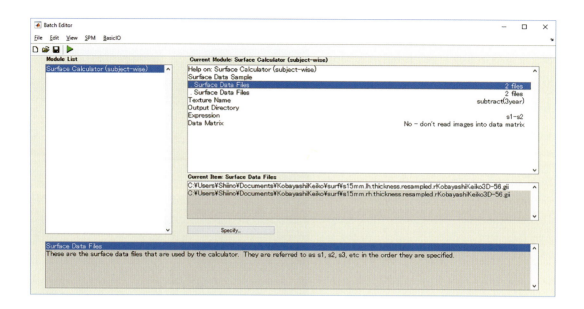

7. 経時的変化の計測

Surface Tools-Surface Calculator…

下図のように1項目（s1）に年齢の若い側の左右半球、2項目（s2）に経年変化後の左右半球を登録します。

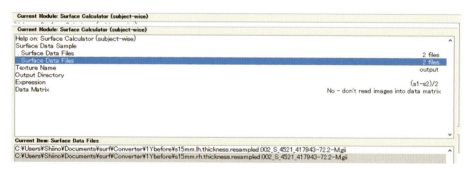

Texture Name に適当な名称を入力。

Expression:（s1-s2）/間隔（s2 の年齢-s1 の年齢）

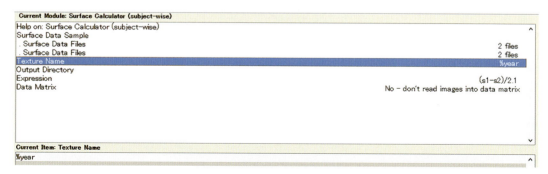

結果が表示されます。

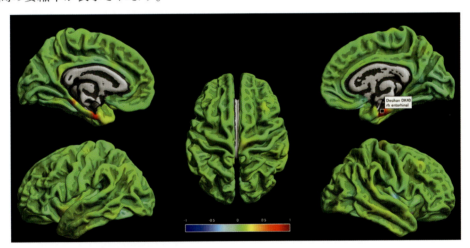

1年間の萎縮率が表示されます。

8. SBMにおける2群比較

SBMの2群比較は、CAT12のBasic Models、CAT12のEstimate Surface Models、SPM12のResultsを使います。

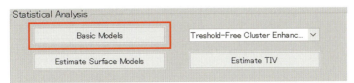

Two-sample t-test

- Group 1 scans と 2 scans のそれぞれに s15 mmlh（rh）.thickness を入力します。他、gyrification、fractaldimension の解析も同じです。
- Covariate には年齢などを入れますが、TIV は入れません。
- 他の設定は default のままで OK で、threshold も変更する必要はありません。

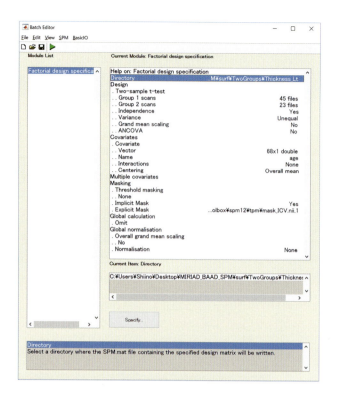

Estimate Surface Models

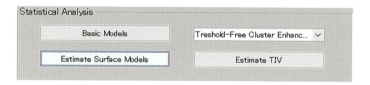

SPM.mat を選択して Done。

SPM12 の Results

SPM.mat を選択して Done。

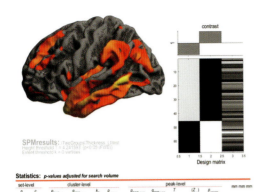
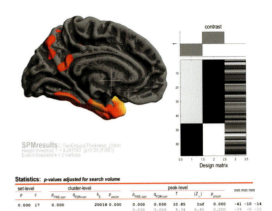

脳画像の上で右クリックすると向きを変えたり、inflateすることができます（Inflateはなぜか時間がかかります）。

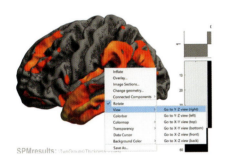
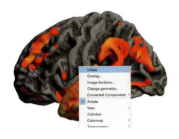

9. Talairach space から MNI space への座標変換

① SBM の結果表示画面においてカーソルを脳の付近に移動させて右クリックし、Rotate をクリックして✔をはずします。この操作によりカーソルが回転矢印から通常の矢印に戻ります。

② カーソルをテーブルの文字のないところで右クリックすると、図のように Excel ファイルに出力するかどうか選択できるようになります。今回は Export to CSV file を選択してみます。

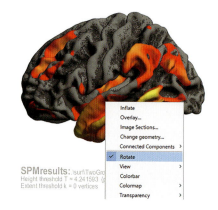

MATLAB のコマンドラインに tal2mni ([　]) と入力しますが、[　] の中にさきほど出力した CSV ファイル（Excel ファイル）の x, y, z の数値を copy-paste で入力して実行します。変換された座標が表示されるので、この値を直接コピーして Excel にペーストして保存します。

参考文献

1) Hayasaka S, Phan KL, Liberzon I, Worsley KJ, Nichols TE. Nonstationary cluster-size inference with random field and permutation methods. Neuroimage. 2004;22(2):676–87.
2) Chumbley JR, Friston KJ. False discovery rate revisited: FDR and topological inference using Gaussian random fields. Neuroimage. 2009;44(1):62–70.
3) Chumbley J, Worsley K, Flandin G, Friston K. Topological FDR for neuroimaging. Neuroimage. 2010;49(4):3057–64.
4) Friston KJ, Holmes A, Poline JB, Price CJ, Frith CD. Detecting activations in PET and fMRI: levels of inference and power. Neuroimage. 1996;4(3 Pt 1):223–35.
5) Smith SM, Nichols TE. Threshold-free cluster enhancement: addressing problems of smoothing, threshold dependence and localisation in cluster inference. Neuroimage. 2009;44(1):83–98.
6) Ashburner J. A fast diffeomorphic image registration algorithm. Neuroimage. 2007;38(1):95–113.
7) Fonov V, Evans AC, Botteron K, Almli CR, McKinstry RC, Collins DL, et al. Unbiased average age-appropriate atlases for pediatric studies. Neuroimage. 2011;54(1):313–27.
8) Holmes CJ, Hoge R, Collins L, Woods R, Toga AW, Evans AC. Enhancement of MR images using registration for signal averaging. J Comput Assist Tomogr. 1998;22(2):324–33.
9) Sled JG, Zijdenbos AP, Evans AC. A nonparametric method for automatic correction of intensity nonuniformity in MRI data. IEEE Trans Med Imaging. 1998;17(1):87–97.
10) Belaroussi B, Milles J, Carme S, Zhu YM, Benoit-Cattin H. Intensity non-uniformity correction in MRI: existing methods and their validation. Med Image Anal. 2006;10(2):234–46.
11) Vovk U, Pernus F, Likar B. A review of methods for correction of intensity inhomogeneity in MRI. IEEE Trans Med Imaging. 2007;26(3):405–21.
12) Zhang Y, Brady M, Smith S. Segmentation of brain MR images through a hidden Markov random field model and the expectation-maximization algorithm. IEEE Trans Med Imaging. 2001;20(1):45–57.
13) Ganzetti M, Wenderoth N, Mantini D. Quantitative Evaluation of Intensity Inhomogeneity Correction Methods for Structural MR Brain Images. Neuroinformatics. 2016;14(1):5–21.
14) Iglesias JE, Liu CY, Thompson PM, Tu Z. Robust brain extraction across datasets and comparison with publicly available methods. IEEE Trans Med Imaging. 2011;30(9):1617–34.
15) Nordenskjold R, Malmberg F, Larsson EM, Simmons A, Brooks SJ, Lind L, et al. Intracranial volume estimated with commonly used methods could introduce bias in studies including brain volume measurements. Neuroimage. 2013;83:355–60.
16) Malone IB, Leung KK, Clegg S, Barnes J, Whitwell JL, Ashburner J, et al. Accurate automatic estimation of total intracranial volume: a nuisance variable with less nuisance. Neuroimage. 2015;104:366–72.
17) Keihaninejad S, Heckemann RA, Fagiolo G, Symms MR, Hajnal JV, Hammers A, et al. A robust method to estimate the intracranial volume across MRI field strengths (1.5T and 3T). Neuroimage. 2010;50(4):1427–37.
18) Good CD, Johnsrude IS, Ashburner J, Henson RN, Friston KJ, Frackowiak RS. A voxel-based morphometric study of ageing in 465 normal adult human brains. Neuroimage. 2001;14(1 Pt 1):21–36.

19) Yotter RA, Dahnke R, Thompson PM, Gaser C. Topological correction of brain surface meshes using spherical harmonics. Hum Brain Mapp. 2011;32(7):1109–24.
20) Yotter RA, Thompson PM, Nenadic I, Gaser C. Estimating local surface complexity maps using spherical harmonic reconstructions. Med Image Comput Comput Assist Interv. 2010;13(Pt 2):169–76.
21) Dahnke R, Yotter RA, Gaser C. Cortical thickness and central surface estimation. Neuroimage. 2013;65:336–48.
22) MacDonald D, Kabani N, Avis D, Evans AC. Automated 3–D extraction of inner and outer surfaces of cerebral cortex from MRI. Neuroimage. 2000;12(3):340–56.
23) Kim JS, Singh V, Lee JK, Lerch J, Ad-Dab'bagh Y, MacDonald D, et al. Automated 3–D extraction and evaluation of the inner and outer cortical surfaces using a Laplacian map and partial volume effect classification. Neuroimage. 2005;27(1):210–21.
24) Aganj I, Sapiro G, Parikshak N, Madsen SK, Thompson PM. Measurement of cortical thickness from MRI by minimum line integrals on soft-classified tissue. Hum Brain Mapp. 2009;30(10):3188–99.
25) Yotter RA, Nenadic I, Ziegler G, Thompson PM, Gaser C. Local cortical surface complexity maps from spherical harmonic reconstructions. Neuroimage. 2011;56(3):961–73.
26) Luders E, Thompson PM, Narr KL, Toga AW, Jancke L, Gaser C. A curvature-based approach to estimate local gyrification on the cortical surface. Neuroimage. 2006;29(4):1224–30.
27) Murray ME, Graff-Radford NR, Ross OA, Petersen RC, Duara R, Dickson DW. Neuropathologically defined subtypes of Alzheimer's disease with distinct clinical characteristics: a retrospective study. Lancet Neurol. 2011;10(9):785–96.
28) Shiino A, Watanabe T, Maeda K, Kotani E, Akiguchi I, Matsuda M. Four subgroups of Alzheimer's disease based on patterns of atrophy using VBM and a unique pattern for early onset disease. Neuroimage. 2006;33(1):17–26.

索 引

ギリシャ文字

χ_μ 32–35
ν-SVM 100

A

AAL 104, 135, 139, 142
AC-PC の位置補正 166
AC-PCライン 63, 135, 140
ADS 57, 104–109, 124, 137
Analysis of Functional Neuro Images (AFNI) .. 65
Analyze 58, 116
anatomic segmentation using proximities (ASP) 82
ANOVA 24, 28, 154, 190, 197, 198

B

Bayesian network 16
Benjamini & Hochberg 35
Bias field 149
Bonferroni（ボンフェローニ）法 28
Brain Extraction Tool (BET) 65
Brain Surface Extractor (BSE) 65
Brodmann 61, 139, 142

C

CLASP (Constrained Laplacian-based ASP) 84, 86
Cluster-level inference 38
contrast weights vector 188, 191, 192
Coregister 147
covariate of no interest 20, 180, 182

D

DARTEL 49–51, 69, 70, 74, 76–78, 81
Deformation Fields 152
diffeomorphic anatomic registration through exponentiated Lie algebra (DARTEL) ... 49, 69
diffeomorphism 49, 50, 70

E

EM (expectation-maximization) アルゴリズム .. 66, 67, 69
eps 193
eye 161, 192, 193, 198

F

false discovery rate 25
Familywise error rate 25, 26, 28, 30
F-contrasts 196
FMRIB Software Library (FSL) 64
FMRIB's Automated Segmentation Tool (FAST) 64

FreeSurfer 64–66, 73, 84–86, 229
Full factorial 154, 195

G

geodesic shoot 55, 70, 175
GIfTI 58, 84, 153
Global calculation 156, 157
Global normalisation 156, 157
Gyrification index (GI) 87, 88, 225

H

Hippocampal sparing AD 107, 108

I

ImCalc 32, 155, 156, 161, 163, 220, 224
intensity non-uniformity (INU) 63

J

joint entropy 13–15, 147

L

large deformation diffeomorphic metric mapping (LDDMM) 49, 70
lesion segmentation tool (LST) 74
Lipschitz-Killing curvature 38, 43
local adaptive segmentation (LAS) 8
LPBA40 139

M

marginal entropy 13–15, 147
Markov network 16
Masking 154–157, 181, 186
MINC 162
mixture of Gaussians (MOG) 66
MNI 空間 ... 5, 7, 60–63, 69–71, 74, 75, 77–79, 81, 135, 148, 151, 152, 175, 190, 222, 223
Modulation 71–73
Mricrogl 224
Multiple regression 154, 180, 185

N

NaN 156, 193
NIfTI .. 58, 59, 78, 84, 116, 117, 119, 135, 140, 150, 152, 161, 165, 166, 216, 219
Non-parametric intensity non-uniformity normalization (N3) 64
non-stationary 25, 30, 32, 130
Normalise 141, 148, 149
Not a Number 156, 193
nuisance variable 20

P

Peak-level inference 39
per-comparison error rate 28
Permutation test 25, 39, 40, 207
pi 168, 193
PickAtlas 202–204
point distribution model (PDM) 66
Projection-based thickness (PBT) 84

Q

qform 58

R

random field theory 1, 25
RBF カーネル 92, 93, 100, 104
Realign 146, 147, 172
Render 159
Robust brain extraction (ROBEX) 66

S

Sampling distance 152, 222
Segment 149, 172, 173
Set-level inference 38
sform 58, 59
SnPM 40, 215
Spherical harmonics 法 83
stationary 30, 32
support vector machine: SVM 90, 93
Surface-based morphometry (SBM) 58, 82

T

t-contrasts 196
tensor-based morphometry (TBM) 57, 79
threshold-free cluster enhancement (TFCE) ... 25, 40–42, 145, 211, 212, 215
topological FDR 25, 37, 184
Total intracranial volume (TIV) 73
Two-sample t-test 153, 179, 180, 208, 232

V

voxel space 58, 170

W

World space 170

ア行

アフィン変換 6, 7, 47, 48, 59, 70, 79
誤り訂正出力符号（error correcting output code; ECOC） 101, 102
アルツハイマー病スコア（ADS） 57, 104

一対一（one-versus-one）方式 101, 102
一対他（one-versus-the-rest）方式 101, 102
一般化線形モデル 20, 23

一般線形モデル 20, 23, 24, 182, 188
エッジ 16, 62
エントロピー（entropy） 11, 12, 14

オイラー標数 32–34
オイラー法 49, 50

カ行

カーネル法 91, 92, 95, 97
ガウス・ニュートン 51, 53, 80
過剰適合 69, 91, 99
カスタム ROI 142, 216
画像品質 124, 140
カルバック・ライブラー情報量 9, 15

期待値 10, 12, 22, 33, 35, 36
共変量 20–24, 73, 122, 138, 141, 154, 157, 188

空間的自己相関 27, 29, 30, 33
矩形制約 100
クラスター .. 25, 27, 29–35, 37–42, 66–69, 130, 184, 185, 189–191, 194, 195, 216
グラフカット 16, 19, 151
クリーク 16–18
クロネッカー（Kronecker）の δ 44

計量テンソル 45

交互作用 21, 24
剛体（rigid）変換 47, 58
交絡変数 20, 21

サ行

最大事後確率 5, 17, 18
最尤推定法（MLE） 4, 5, 9, 10, 18
作業ディレクトリ 164

事後確率 2–5, 18, 67, 68, 90, 104
事前確率 3–6, 18, 62, 66, 152
従属変数 20, 21, 23, 24, 188
周辺確率 3–5
条件付確率 2, 3
人工知能（AI） 57, 90, 137
信号むら 62, 63

正規化相互情報量 15
正則化係数 100
説明変数 20, 21, 23, 90, 92, 98, 104, 105
線形カーネル 92

双曲線正接カーネル 92
相互情報量 11, 13–15
組織セグメンテーション（Tissue segmentation）62, 65
ソフトマージン 93, 98–100

タ行

多クラス SVM 93, 101, 103
多項式カーネル................. 92
タライラッハ空間.............. 60, 61, 63, 84

逐次最小問題最適化法（SMO）............. 100

テンソル 44–46, 70, 77, 79

同時確率 2, 3, 18

ナ行

二次計画法 100
ニュートン法 51, 53

ノード 16–19

ハ行

ハードマージン................. 93, 95, 96
排反事象 2
ハウスドルフ（Hausdorff）...... 87
白質病変 6, 62, 74–77, 120, 124, 125, 137, 171, 172, 178

微分同相写像 49

フラクタル次元（FD）.......... 86, 87

平均情報量 11–15
ベイズの定理 1–4, 18, 68, 69
ヘッセ行列 30, 52, 53

マ行

マルコフ確率場................. 16–19
マルコフブランケット 17

ヤ行

ヤコビ行列 46, 51–54, 59, 70–73, 79, 151

ラ行

ラグランジュ乗数法 93, 95

リセル 27, 29–32, 34, 37, 41
リンク 16, 18

レーベンバーグ・マーカート 51, 54

椎野 顯彦（しいの あきひこ）
所属：国立大学法人 滋賀医科大学
部署：神経難病研究センター（MR医学研究部門）
職名：准教授
学位：医学博士（滋賀医科大学）
専門医資格：日本脳神経外科学会専門医
　　　　　　日本認知症学会指導医・専門医
　　　　　　日本再生医療学会再生医療認定医

［企画］
株式会社 ERISA（エリサ）
所在地：島根県松江市
URL：http://www.erisa.co.jp/

人工知能を活用した脳MRI画像解析の理論と実践

2019年7月26日　第1刷発行

著　者　椎野顯彦
発行人　和泉　功
発行所　株式会社 IDP 出版
　　　　〒107-0052 東京都港区赤坂 6-18-11-402
　　　　TEL 03-3584-9301　FAX 03-3584-9302
装　丁　二上善則（株式会社 KOD）
印　刷　藤原印刷株式会社

ⓒAkihiko Shiino, 2019
ISBN 978-4-905130-29-1　C3047
Printed in Japan　2019

定価はカバーに表示しています。乱丁・落丁本は、お手数ですが小社編集部宛にお送りください。送料小社負担にてお取り替えいたします。本書の一部あるいは全部を無断で複写複製することは、法律で認められた場合を除き、著作権の侵害となります。